王鸿士肝病函诊思路解析

王国玮　戚团结◇主编

名医馆丛刊

刘清泉　信　彬◇总主编

北京科学技术出版社

图书在版编目（CIP）数据

王鸿士肝病函诊思路解析/王国玮，戚团结主编. —北京：北京科学技术出版社，2017.1 重印
ISBN 978-7-5304-8255-1

Ⅰ.①王… Ⅱ.①王… ②戚… Ⅲ.①肝病（中医）-中医学-临床医学-经验-中国-现代 Ⅳ.①R256.4

中国版本图书馆CIP数据核字（2016）第070223号

王鸿士肝病函诊思路解析

主　　编：王国玮　戚团结
策划编辑：赵　晶　白世敬
责任编辑：白世敬
责任校对：贾　荣
责任印制：李　茗
封面设计：蒋宏工作室
出 版 人：曾庆宇
出版发行：北京科学技术出版社有限公司
社　　址：北京西直门南大街16号
邮政编码：100035
电话传真：0086-10-66135495（总编室）
0086-10-66113227（发行部）　0086-10-66161952（发行部传真）
电子信箱：bjkj@bjkjpress.com
网　　址：www.bkydw.cn
经　　销：新华书店
印　　刷：保定市中画美凯印刷有限公司
开　　本：710mm×1000mm　1/16
字　　数：173千
印　　张：11.75
版　　次：2016年5月第1版
印　　次：2017年1月第2次印刷
ISBN 978-7-5304-8255-1/R·2082

定　　价：39.00元

《明医馆丛刊》

编写委员会名单

《王鸿士肝病函诊思路解析》

编写人员名单

主　编

王国玮　戚团结

编　委

袁　梦　王艳玲　曾振锐　杨　帆

於　堃　温　雅

总序一

中医药学有三千年历史，源远流长，为中华民族的繁衍昌盛做出了重要贡献。时至今日，人类健康和生命科学面临越来越多的挑战，中医药学历久弥新，愈发显示了勃勃生机。近一百年，西学东渐，中医药屡经磨难，跌宕起伏，生死存亡，但不屈不挠，抗逆图存，顽强发展，终于迎来了天时、地利、人和的大好时机！习近平主席叮嘱我们：深入发掘中医药宝库中的精华，把中医药这一宝贵财富继承好、发展好、利用好。这是民族的使命，时代的召唤，历史的责任。

中医药学虽然古老，但其理念和方法并不落后。中医药学以整体观念为指导，追求人和自然和谐共生，从整体上系统把握人体健康，重视患病的人，而不仅是人的病；在生理上，以脏腑经络、气血津液为基础，主张阴阳平衡，气血畅通；在治疗上，以辨证论治为特点的个体化诊疗，重视个体差异和疾病的动态演变；在方药上，根据药物性味归经，运用七情和合的配伍法则，使用方剂起到减毒增效的作用。这些特点符合现代医学发展的理念和方向，其科学内涵不断得到诠释，彰显了中医药学的科学性、先进性。特别是随着世界人口老龄化、疾病谱改变和医疗模式的转变，中医药越来越显示出独特的优势。

如何传承中医药精华，弘扬中医药特色优势，为人类健康事业做出贡献是不朽的主题。北京中医医院做了非常好的探索和尝试，并取得了突出成绩。北京中医医院是建国后北京市最早成立的中医院，建院之初，这里汇集了京城及华北地区御医派、师承派、学院派等各派名医70余人，形成了名医荟萃、学术繁荣的氛围。此外，将现代医学理念和方法引入中医，取得了丰硕的临床和科研成果，如红纱条等一批制剂成为中医、西医和患者青睐的明星药。六十年后的今天，北京中医医院在临床服务、人才培养、学术传承方面均取得了长足发展，成为首都中医药服务的基地、青年中医师成长的摇篮，是中医博士、硕士专业学位授予单位、首都医科大学博士后分站。目前拥有临床科室32个，日平均门诊量8000余人次，服务能力和水平处于同类医院前列。在中医药学术传承方面，也取得了突出成绩。医院拥有国医大师1名、首都国医名师8名，国家级名老中医30余人、市级名老中医23人；拥有全国名老中医药专家传承工作室20个、市级19个，成为全国中医传承最具活力的中医院之一。

中医药事业发展关键在人才。数千年的发展历程已经明示，读经典、拜名师、做临床，师徒之间口传心授、心领神会是中医人才培养的重要途径。为系统总结、整理、传承和发扬名老中医药专家的学术思想，培养具有中医思维的临床人才，北京中医医院开展国家级、市级、院级师承工作，从人、财、物等方面为传承工作提供全方位保障支持。为了探索造就名中医的模式与方法，医院创新培养机制，实施以团队带团队的中医师承新形式，团队互促，达到师生双赢共进的效果；建立“北京中医医院明医馆”；设立全国名老中医药专家传承工作室、首都“薪火传承3+3”工作室、示教诊室、观摩室和资料阅览室，在服务患者的同时，传承中医学术和临床技术，培养高水平临床人才。北京中医医院具有中医学术传承的良好氛围，取得了丰硕的成果，培养了大批学科带头人和学科骨干，不少已成为中医药界的领军人物。

六十年传承创新发展，几代人孜孜不倦拼搏，走过风雨，历经沧桑，北京中医医院已发展成为燕京医学主要学术基地，成为中医医疗、人才培养、科学研究的重要基地，成为拥有众多中医专长专技专药的知名医院。为建院六十周年之吉庆献礼，医院组织编写《明医馆丛刊》，将赵炳南、关幼波、贺普仁等36位名老中医之医论、医案梳理发掘，汇聚成册，医籍之丰，医家之众，内容之详，蔚为壮观。这些前辈国医医德高尚，医术精湛，论病诊治精微，辨证论治，各具特色，广受赞誉。这套丛刊收录的医论、医案、医话、医方，是诸位医家毕生经验的总结，是临床诊治疾病鲜活而生动的记录，是启迪后学甚好的教材。

五月华诞贺新岁，六十甲子济天下。此系列丛书的出版，不仅是一项具有重要意义的传承工作，更是医院六十年学术成果的集中展现，具有示范意义，对全国中医药学术传承发展，也将起到积极的推动作用。欣慰之余，愿为之序。

中国工程院院士

中国中医科学院院长

天津中医药大学校长

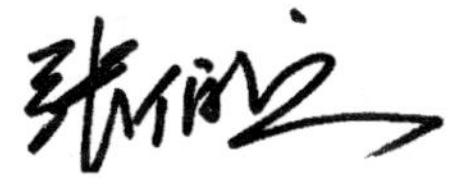

丙申年春日于北京

总序二

六十年前，一大批正值盛年的名中医联手创建了北京第一家中医医院。医院当时几乎囊括了京城名医，如张菊人、赵炳南、关幼波、许公岩、王为兰、王大经、刘奉五、祁振华、夏寿人、王乐亭、贺普仁、房芝萱、王玉章、何汝翰、王嘉麟、王鸿士、冯泉福等，皆为当时业已成名的大师，可谓群星璀璨，极人文之盛。六十年的路途中，医院又涌现出一批批享誉海内外的名医，柴松岩、陈彤云、张志礼、危北海、郁仁存、赵荣莱、钱英、孙伯扬、张炳厚、李乾构、魏执真、黄丽娟、周德安、温振英、刘琨、吕培文、王莒生，每一个都是我们耳熟能详的名字。六十年的辛勤耕耘，浓缩在宽街中医人所总结的各种著作之中，浓缩在一代代名医口耳相传的秘诀之中，浓缩在宽街中医人临床的每一次决断、每一个动作、每一句自觉平常却是无数次努力才总结出来的医谚之中。

无数学子求学于此，畅游于此，但是集中学习的时间与如此丰富的经验相比实在太少了，每每在一个科、一位老师那里还没学够，就到了离开的时间，令学子们内心充满遗憾。有鉴于此，我们组织全院力量，编著了这套丛书，希望能把更多的经验提炼出来，分享出去，让更多人受益。

夫子之庙堂数仞，不得其门而入，不见宫室之美、百官之富。六十年，众多前辈一路走来，给我们的医学财富，可谓一路珠玉，美不胜收。只有认真学习、消化、吸收，才能为我所用，造福患者。而这套丛书正是走入宽街名医思路、登堂入室之道。这套丛书汇集了赵炳南、关幼波、许公岩、王玉章等老一辈名医经验，也有柴松岩、陈彤云、危北海、郁仁存、赵荣莱、温振英等中生代名医经验，还收录了王禹堂、饶燮卿、毛克臣、董子亮、王麟鹏等在这里学习、成长起来的新生代名医经验，汇聚了在这里走过的众多全国名老中医、北京市名老中医的经验，汇聚了几十年形成的诸多特色内部制剂、精彩的名医传略，美不胜收，读之忘倦。

六十年来，北京中医医院形成了自身独特的医院文化，这种文化被凝练成北京中医医院的院训——“仁、术、勤、和”。六十年来，我们始终保持开放、进取、乐观、分享、共赢、共进的理念，推动着北京乃至全国中医学术的传播、传承与发展，我们会一直这样做下去。

希望每一位读者从此受益，是为序。

首都医科大学附属北京中医医院党委书记

首都医科大学附属北京中医医院院长

前言

中医学博大精深，绵延两千多年，在发展过程中，产生了无数的大家、名家。他们的出现，让中医学至今还屹立在世界的东方，他们精湛的医术和高尚的医德影响着一代又一代中医学人，激励着后人不断去探索、学习和发扬中医学，使中医学至今仍在有效地诊治着病痛，护佑着中华民族的繁衍与昌盛。

我自幼随父王鸿士学习中医，在学习家父诊脉治疗的耳濡目染中，深深感受到了中医大家普救含灵之苦的品德。在几十年如一日的行医过程中，像父亲一样的中医大家们，不但在日常门诊中为患者解除病痛，还为因各种原因不能来京的远方患者进行函诊治疗，伏案仔细研究病情，认真回复患者的求医信，开启远程会诊的先河。他们既是中医学的传承者，又是那个时代特色中医诊疗模式的实践者。

在社会飞速发展的今天，人类已经进入互联网时代，书信往来已被电子邮件、微信所替代，许多历史上发生过的事情已慢慢淡出了我们的视线。但当拿出一叠叠泛黄的四十年前的求医信件时，我不禁感慨万千，仿佛又回到了那个年代，感受到父辈们为传承中医学、解除患者病痛而孜孜以学、不辞辛苦地实践与创新的精神。

本书从几百封向家父求医的信件中精选出五十余封，对家父的函诊处方进行了原件扫描，附在信件之后，并对处方中的临床辨证思路及遣方用药特点进行解析，整理成书，作为庆祝北京中医医院建院六十周年的贺礼予以出版。希望能让年轻的中医学子们从中了解到中医先仁们的高尚医德和甘于奉献、勇担责任的精神，学习到先仁们超人的诊疗和思维方法；进而另辟蹊径，从中找出中医传承的学习之路，为发扬中医、战胜疾病做出贡献。

本书在收录函诊医案时，对患者来信中的错别字及明显的语法错误进行了必要的修改，在不影响语义理解的情况下，尽量保留了来信原本的行文风格及语言表达方式。为了保护患者隐私，我们对患者的姓名、工作单位等信息进行了处理；为了方便读者阅读，我们将信件中所涉及的非法定计量单位统一换算为法定计量单位。

中医是一种思维方式，是一种文化，更是一种值得收藏的经典。重新整理出版这些中医名家与患者的往来信件，是历史的重现，也是一种精神的重现。在科技快速发展的今天，在传承先辈的医术、医德的同时，我们要勇于创新，让中医在新时代的发展过程中发挥出更大作用。

中医传承，任重而道远，用生命照亮薪火相传之途，是每一个中医人一生不懈的追求。

王国玮

目录

第一章 王鸿士学术思想

第二章 肝　病

第三章

杂　　病

【第一章】

王鸿士学术思想

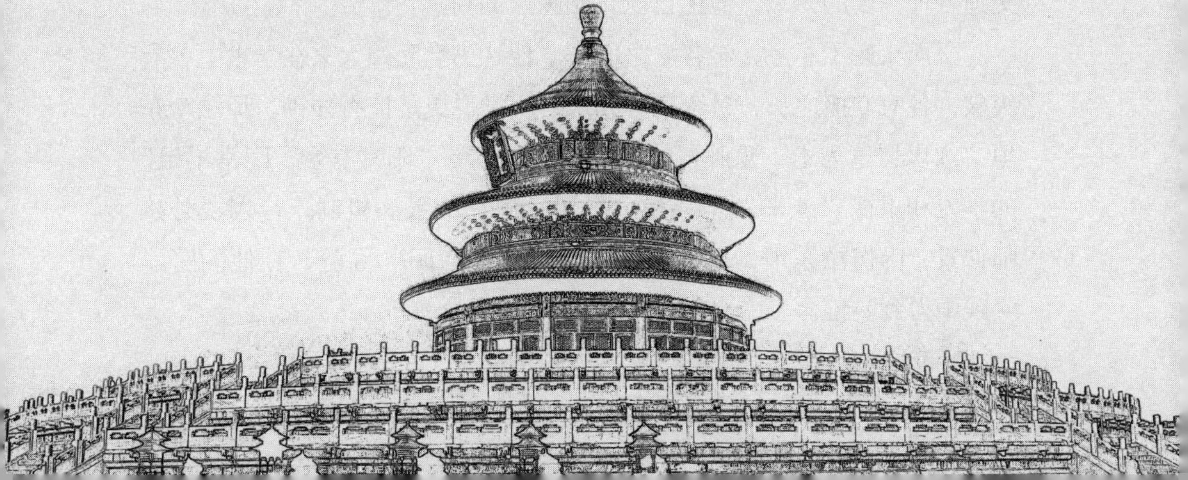

第一节　治学特点

王鸿士推崇张仲景“勤求古训，博采众方”的治学精神，认为这不仅仅是张仲景个人的治学方法与治学态度，也是学习中医必须具备的精神。仲景先师身体力行，知行合一，“勤求”“博采”，其力作《伤寒杂病论》一书理、法、方、药兼备，奠定了我国古代临床医学的基础，堪称中医学划时代的里程碑著作。该书为历代医家所推崇，被誉为“众法之宗”“群方之祖”。王鸿士认为从“勤求”“博采”到《伤寒杂病论》，都提示做学问要有严谨执着的治学态度，故在学习中医的过程中，他勤求经典以及历代医学名著中的“古训”，做到“学有渊源”，结合自己的临床实践，做到“有的放矢”。他主张“学不厌精”，要不断地提高辨脉、辨证、辨病的能力，不断地推敲“遣方”“选药”的“精”“当”之妙。

王鸿士重视知识的更新。他认为知识和经验需要不断积累，做学问是没有止境的，故提倡多阅读期刊杂志，要结合本专业，带着问题去阅读，以求新知，以求解惑，增益己所不能。他认为经典著作要精读，边缘学科或一般性资料文献可泛览，并建议在一个较长时间内精读一部经典或一部专著。学而时习之，结合实际，勤于思考。王鸿士案头所置的是他最喜爱、最常阅读、最具心得的书物，除《冯氏锦囊秘录》《临证指南医案》《医宗金鉴》等被他视为中医学的诊疗必备参考书外，还有出版社的赠书、样书，杂志社的赠阅书刊等。为了能获得连续、完整、更适合他需要的知识，他还自己订阅医学期刊。

王鸿士勤于思考，学各家之所长。他认为金元四大家在学术上各有突破，各有专擅之长，对李东垣和朱丹溪学说更是情有独钟，师法李东垣“人以胃气为本”重脾胃的主张，及朱丹溪“阳常有余，阴常不足”的学说和重视“外来六淫”和“内生六郁”的致病机制。昔人“外感师仲景，内伤法东垣，杂病宗丹溪，热病取河间”经验，在他的医学实践中得到验证。

王鸿士重视病因病机分析、重视病因治疗。他认为，大凡是急病、新病，多有外来六淫之邪及内生六郁之害，或因病生郁，或由郁生病，多数体实证实。由于浊邪害清，正邪不两立，是故有邪或邪气不净时，应当祛邪。祛邪有利于扶正，但需谨记“勿虚虚，勿实实”之诫。要详察病因、病位、病性、病势，稳准适度地选方用药。把握好“大积大聚，其可犯也，衰其大半则止”等名训的内涵及其临床意义。

王鸿士认为，中医理论要发展，学术水平要提高，需要理论和实践相辅相成。六十岁以后，他越发重视古今医药文献，关心并钻研中医学术动态和进展。遇到危急重证、疑难病证，或对疗效不满意时，常去医案、医药文献中找思路、找借鉴、找答案。为了提高疗效，节省药源，方便医患，他还致力于有效方剂的筛选，致力于中药针剂的研制。他研制的清肝 1 号、清肝 2 号、养肝 1 号的汤剂和注射用针剂都卓有成效。

王鸿士对于治学、读书、实践的执着与孜孜不倦，体现了一代儒医的学者风范。

第二节　学术特点

对急性病、热性病和温热病，王鸿士赞同刘完素“六气皆从火化”的观点，认为火热是多种疾病、证候发生的重要原因。病机十九条中，有十条为火热致病，约占一半以上。临床上，内生诸郁多从火化也确是事实。王鸿士对内伤、外感和虚热、实热有特殊研究，在用药特点上，表现为喜用寒凉药物清热，善用泻热养阴法；而实际上，王鸿士的用药特点，是建立在辨病、辨证相结合的基础上的，是有固定的适应证和适应范围的。

对于急性肝炎、迁延性肝炎及慢性活动性肝炎，凡发病偏急、偏热或温热，体实证实的，王鸿士善用金银花、蒲公英、连翘、败酱草等诸药作为主攻药，与群药配伍，可明显降酶，缓解病情。对于慢性活动性肝炎，表现为脾肾亏虚者，王鸿士善用党参、太子参、黄芪、茯苓、白术、旱莲草、女贞子之类药物双补脾肾，调整和改善肝功能。整个治疗过程的清热、利湿、退黄、健脾补肾、降浊、降酶、调整白球蛋白比例，均依证立法，随证变法，“谨守病机”。

对于外感热病，如果恶寒重，发热轻，鼻塞，流清涕，关节痛身痛者，王鸿士常以辛温达表之法，用苏叶、羌活、荆芥、白芷诸药。尽管病证为风寒外感，也多不用麻、桂之辛温，而用通宣理肺，苏羌达表汤的方义。他认为伤于风寒者，辛温解表是正治，但麻、桂功猛，使用多有禁忌，且寒邪停留在卫分的时间很短，故常用苏、羌“缓”性图之。这说明王鸿士并非一味地使用寒凉药，偏执一说一法，而是辨证施药。

对于心身病，王鸿士重调节情志，善以郁证理论辨治，强调“郁则痹，宣乃通”。气为血帅，血随气行，气机和顺则经脉通畅，人不发病，气滞血亦滞，血随气滞则经脉不畅。对此郁证，王鸿士善用理气疏郁之味，施用“通法”，只要郁滞未通还存在，疏郁化滞的气分药就在所必用，杏仁、枳壳、青皮、陈皮、乌药、香附、厚朴经常被选用。王鸿士临床五十余载，之所以善用理气，多用理气，而未见辛燥香窜、助热伤阴耗气诸多的弊端出现，主要在其认为五志或七情太过，常可郁而化火，灼津为痰，而且“气有余便是火”“气顺火自降”，故善于在疏郁化滞的同时酌加清热养阴之药。比如当用疏肝理气药时多配伍白芍、甘草等酸甘化阴药物，限制理气药过于香燥；因郁而有热者，在疏郁同时选加丹皮、栀子等药物清疏肝胆经之郁热，或选加黄连、黄芩清疏胃肠之郁热。因病而郁，虚郁并存，本虚标实者，治疗上需标本兼顾，合理地使用补药与理气药，犹如五味异功散之四君子加陈皮，一贯煎之补肾群药加川楝子。

古有理气药“冲墙倒壁”之说，对于理气药的应用，王鸿士有独到见解。二十年前，王鸿士就注意到了脾胃虚弱、运化失常的患者，以其因病生郁而行疏肝健脾之治，效果不错；单用行气理气药和方剂，也多行之有效。王鸿士通过临床实践经验积累证实，青皮、枳实煎服与外洗，善治内脏下垂之虚证。重庆市中医研究所通过研究，证实枳实青皮针剂注射液有稳定而持久的抗休克效应。就是说，行气破气的青皮、枳实可适用于虚证，甚至厥脱之证。现代药理学认为，枳实、青皮等行气药可能具有 H_2 受体阻滞剂、胃动力药的治疗效应。这些理气药的新用法和临床上相应疗效，体现了王鸿士勤于实践、肯于思考、不墨守成规的特点。而且王鸿士认为理气法和理气药的应用，绝非行气法一法所能概括，因为理气法细分起来还有补气、降气、行气、升降的区分。

王鸿士重视气血辨证，认为气血辨证是重要的诊疗思路，或者说是重要的思维模式。“气以通为补，血以和为补”“气血之性宜动不宜静”，气贵宣通，血贵和畅，气血生化调和，是人身赖以生存的物质基础。气血应当并重，气与血应当获得同等重要地位。理气法与活血法应受到同等重视。气与血二者，不可偏废，也不可偏执。然而现今的学者，多数重视动物实验及实验室检查，但重血不重气，或重血多重气少，让人不无遗憾。活血化瘀法是气血辨证思想指导下的重要的治疗大法，广泛应用于中医内、外、妇、儿等不同学科、不同领域。近年来，中医临床上广泛使用“活血化瘀法”，取得了良好疗效，但是也应注意盲目扩大活血化瘀法应用范围，或超常剂量应用的问题。这不仅造成药材浪费，导致破坏性地药源采挖，并且滥用活血化瘀药也会出现出血等不良反应，故临床使用时应引以为戒。

王鸿士善治胸痹、冠心病、心绞痛，强调阳微阴弦、本虚标实是此类疾病的病机特点和实质；认为此类疾病以脏腑虚损为本，主要为五脏的气虚、血虚、阴虚和阳虚。本虚可以导致痰浊瘀阻、肝郁气滞、气滞血瘀等标证的产生，此类疾病主要表现为心阳不振和心脉瘀阻不通，胸闷、心痛、心悸为常见症状。治法常以温振心阳、补虚扶正为主，通脉活血、豁痰泄浊为辅。治疗要点为顾护心肾、温通心阳。理气药也常根据症状配伍使用。王鸿士辨治胸痹，将该病分为发作期和缓解期，发作期经常以瓜蒌薤白桂枝汤为基本方，选加半夏、杏仁、厚朴、枳壳、郁金、丹参等味治疗；缓解期以八珍、二至、生脉、八味等方为基本方治疗。

王鸿士在治疗肝硬化腹水上有着丰富的经验。他的诊疗经验可以概括如下：祛邪扶正是总纲，是补是泻，孰轻孰重惟证候之属性是从。法随证出，药随法下。王鸿士遍览古今医案和众多医药文献，认为肝硬化相当中医学的肝之积。若其致腹水量多，两胁胀病，则为肝硬化腹水。肝硬化腹水以肺、脾、肾虚为本，宜补。但还需参用软坚散结、行水消胀之药，标本兼顾，补泻兼施。他曾治一鲁姓男士，肝硬化腹水，以臌胀病就诊。其症腹胀大如蛙，脐凸尿少，喘咳不得平卧，喘憋。常规健脾补肾、行水消胀，随证加减用药，腹胀稍减。后加杏仁、麻黄、桑皮、葶苈子等味，仿己椒苈黄丸、五苓散方合方加减治之，肿胀明显缓解。盖此患者患病较久，而又急剧加重，有明显的胸水和腹水，为脾肺两虚、水湿不利、水气上犯之候。故在基础方上开降肺气、健脾利水，用之获效。其加用麻黄、杏仁、桑皮、葶苈子，犹提壶揭盖，有助腹水消除。后患者尿少，肿胀明显，气虚表现突出，加生黄芪 30g 效果不明显，加至 60g 即尿量增多而肿胀消退。由此例医案可以看出，在治疗肝硬化腹水时，要掌握治疗大法，但也要详细辨证，随证施药，才能获得满意疗效。

第三节　学术思想

王鸿士一生，最能反映他的学术思想与成就的就是对肝病的论治。

王鸿士在肝病科门诊量最大的疾病是肝炎和肝硬化。他用中医中药治疗肝病，效果较好，经验体会丰富深刻。通过实践，王鸿士证明了历代中医学文献所记载的有关肝病治疗的经验和理论在临床实践上是具有很强的指导意义的。比如对于急性黄疸型肝炎，王鸿士深刻体会到其具有温热病或湿温病的特殊表现。湿得热而愈深，热因湿而愈炽。阳黄的发生为郁热在里不得发越，此郁积之热与湿邪相合，湿热郁积熏蒸肝胆，发为黄疸。针对阳黄的病机，他多以茵陈蒿汤为主方，辨证加减，效果比较满意。茵陈蒿汤以茵陈为君清热利湿退黄，栀子为臣清三焦之火，佐用大黄清里泻热，以苦寒通泻郁热，清利湿邪，使湿热之邪从下而解，邪有出路，则黄疸自除。但是退黄时不宜过用寒凉，苦寒之药若重伤脾胃多容易产生变证。如用寒凉，则当以渗泄为主，佐以甘草，湿方可除，热方易解。所以应当多用一些利湿之品，如车前子、滑石、猪苓、泽泻等，或再另加芳香化浊之味，如藿香、草豆蔻、砂仁等，既可以使湿热之邪尽快消退，又能防止苦寒伤胃，而不致腹胀、腹痛、腹泻。

对于急性无黄疸型肝炎或肝炎后的长期低热，王鸿士认为同样是因为湿热蕴结。黄疸型肝炎的特点是热胜于湿，而无黄疸型肝炎及长期低热者的特点是湿胜于热，故后者要以渗湿为先，渗湿为主，清热为辅。因其多兼有肝胃不和之证，故尚需配伍理脾和胃舒肝之品。对于肝炎后血胆红素持续增高，兼见寒湿之象者，宜用茵陈附子干姜汤加减治疗。

慢性肝炎等肝病病程较长，其症状也较复杂，故辨证过程中，“辨别虚实”很重要。辨虚实需要四诊合参，全面观察，认真分析整个病程及其虚实真假属性。否则，就容易误诊误治。比如慢性肝炎患者常常出现大便溏泻久久不止的症状，常被认为是属脾虚证候；但是也有不少患者却是兼湿热积滞之候而被忽略，比如大便微有黏滞污垢而不显著，便意较多，便后不畅，原因是过食肥甘油腻，或误投滋补之品，以致胃肠湿热积滞，出现大便溏泻，此时虽有大便溏泻，但其病机为湿热积滞而非脾虚。是故便溏腹泻，证有虚实，不可以健脾益气一法统之。如果有湿热积滞，加用渗湿清热化滞之品。又如四肢倦怠，同样是肝病常见症状之一。因为脾主四肢，故脾气虚则可出现四肢倦怠乏力；但脾为湿困，同样会出现四肢倦怠乏力，因此，四肢倦怠时要考虑脾阳是否为湿所困。若脾为湿困，脾失健运，清阳不升，浊阴不降，水谷精微不能化生，即使多进滋补，也多不易消化吸收，不能取汁化赤，化生气血。因此，要消除虚弱倦怠和疲劳，不可单纯地按虚证论治，单一地补虚，而当以患者证候的虚实属性为依据遣方用药。若见有倦怠肢软，大便溏泻，食谷不化，小便清长，下肢浮肿，即属脾气虚弱，就该健脾益气。如若脾虚与湿热并存，其治当清补兼施，或先攻后补，或先补后攻，或补虚、清热、利湿数法同用。但无论选用何法，皆需依据患者的病情而定，要充分注意到，或者说不能够离开肝炎患者本虚标实、“湿热为病”的病理实质。

对于肝病某些体征的化验检查和诊断结果，应建立在中西医结合、辨病辨证相结合的基础上。既要尊重临床体征和化验检查，重视检查的客观意义，又要重视中医的辨病辨证特色，紧抓患者的主证特点，区别对待，具体治疗。比如转氨酶升高者，根据其临床表现可知，肝炎急性期转氨酶升高多因湿热内盛，而且偏于湿热蕴郁气分，故其治疗应当使用清热解毒、渗湿凉血药物，如茵陈、败酱草、金钱草、寒水石、龙胆草、板蓝根、蒲公英等。若值冬季，寒气闭塞，容易内热偏盛，应当重用清热凉血解毒药物。胆固醇偏高者，临床多表现为脾气虚、湿浊内盛之证等，故其治疗应以健脾祛湿为主。至于肝脾大，多属癥瘕积聚范畴，治疗中当配合活血化瘀的药物，如三棱、莪术、桃仁、红花等。活血药物在慢性肝炎或肝脾大中使用较广，特别是妇女患者肝功能障碍，胁痛明显，单纯使用滋补肝肾法效果不满意时，配伍活血化瘀药物可使肝功能恢复，胁痛减轻，提高疗效。鳖甲、龟板等软坚散结药物对肝脾大、红细胞、白细胞偏低者用之较好；生牡蛎散结软坚活血，尚能利水；马鞭草宜于脾大、善治脾区或左侧胁下痛，但不宜多用，以每剂5g为宜，多用反而更痛。

肝病善怒，易损伤脾胃。肝病易见肝胃不和，食而不化，脘闷腹胀、食后加重等肝郁脾虚证候。理气药可以促进、加强活血化瘀药物的功效。使用疏肝健脾药物，特别是理气药，不仅能清除胀满、健脾益胃，还能去热。比如青皮入肝胆二经，为行气化滞必用之品，若气滞兼有气血两虚，法当益气养血者，可少加青皮、木香等，疗效较好。如有肝区疼痛，兼见体胖，病属气虚兼有气滞者，除用人参、黄芪补气之外，酌加青皮、木香、砂仁等疏气化滞，可使补益而不滞。王鸿士常用的疏肝理气药物有青皮、陈皮、枳壳、郁金、香附、元胡、川楝子、腹皮子、旋覆花、代赭石、木香、乌药等；常用的健胃化湿药物有藿香、佩兰、炒莱菔子、砂仁、蔻仁、焦三仙、炒谷芽、炒稻芽等。

急性肝炎和慢性肝炎皆可见肝胃不和症状，但病机不尽相同。前者为急性过程，多见湿热较盛，邪阻三焦，肝胃不和，故治疗以清热利湿为主，疏肝理气和胃为辅，清利药用量多，而理气和中药用量少。后者为慢性过程，湿热相对较轻，脾虚气滞不运较重，故治疗以行气化滞、疏肝和胃为主，清利为辅，清热利湿药用量少而行气化滞、健脾和中药用量多。

肝硬化导致肝功能失代偿，出现腹水、腹胀，病情复杂，预后较差，治疗较困难。古人通过实践，把本病的预后归纳为“唇黑伤肝、缺盆平伤心，脐突伤脾，背平伤肺，足心平伤肾”等五种绝候，认为是不治之证。随着社会的进步与临床工作者的努力，对过去的“不治之症”虽不能全部治愈，但有了明显的进展，有的“绝症”变成了可治之症。王鸿士根据自己的临床体会，认为肝硬化病例实证较少而虚证较多。对于久治不愈和腹水反复发作的患者，多用攻补兼施法。所谓“攻”主要为利水。从临床症状看，本病的最大痛苦在于腹水所引起的胀满、尿少，腹水不改善，胀满不得消。因此，消除腹水是减轻胀满的关键。但是消除腹水非只有单纯使用利水药一途，而应当根据患者“腹水”“臌胀”之病机，辨证论治。比如，水气犯肺型患者，实际上是在腹水基础上，又发生了胸水。其病机为水气上犯，肺气壅塞不得下降，不能通调水道下输膀胱，出现的小便不利，水湿停聚。治疗时不仅要以利水为法，还须用麻黄、杏仁、葶苈子开提肺气，并加强利水。腹水消退仅仅是标证的缓解，腹水消退以后的康复和顾本才更为重要。例如，有的患者腹水消失后，实验室检查血浆蛋白含量仍然偏低，其实质为脾虚气弱，故需补气养血，当以健脾渗利之法继续治疗。

【第二章】 肝病

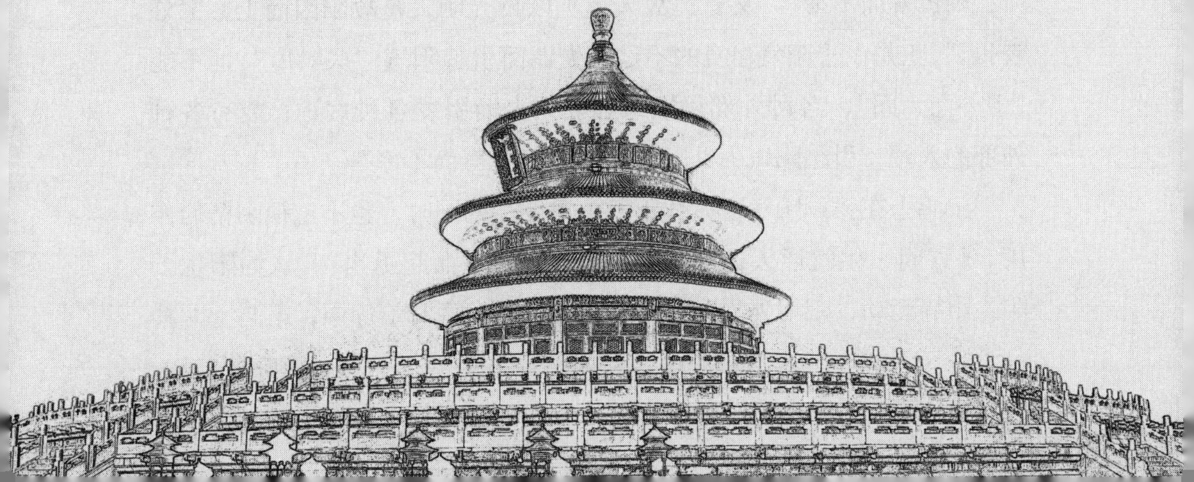

第一节　王鸿士治疗肝病的学术思想

王鸿士一生治学严谨、勤奋刻苦，学识渊博，有较高的中医理论素养和深厚的临床实践功底，精于内科、外科、妇科、儿科多科疑难杂证诊治，尤擅以辨病辨证结合之法论治肝、胆、胃、肠消化系统疾病，且有很多的独到见解和丰富的临证经验。

王鸿士学有渊源，拜萧龙友、孔伯华、瞿文楼等京城名医为师，特别推崇孔老治疗温热病和现代传染病之特长。他勤求《黄帝内经》《难经》《伤寒论》《金匮要略》之旨，博采历代医家之长，结合当今临床实际，形成了独特的学术思想，尤擅长于肝病的治疗，提出了自成一家的治肝理论和学术主张。

一、王鸿士治疗肝病理论体系的形成

（一）发《黄帝内经》《伤寒论》《金匮要略》之隐，参近代《温病条辨》之法，形成了治疗肝病的“伏气温病”理论

王鸿士根据肝病，特别是病毒性肝病的发病特点，认为急慢性肝炎的发生和发展，都是由“伏邪”和人体正气相互作用而引发，其发病多与“温病”相似。在疾病的发生和发展过程中，人体的正气起到关键性的作用。人体的正气，王鸿士认为就是指阳气和阴精。

阳气在人体的生命活动中有着非常重要的作用，如《素问·生气通天论》“阳气者，精则养神，柔则养筋。”“阳气者，若天与日，失其所，则折寿而不彰。”又言“故天运当以日光明，是故阳因而上，卫外者也。”正是由于阳气自身的不足或失调而引起阳气“失其所”而不能“卫外而为固”，各种外邪得以乘虚而入，而引发各种病证；或有各种外邪的入侵，引起阳气失其所，而导致“折寿而不彰”。

王鸿士在强调阳气在人体正气中重要性的同时，也不忽视阴精的作用。《素问·生气通天论》曰：“阴者，藏精而起亟也”，认为阳生于阴，由静而动，阳卫外为阴之固。在肝病的发生和治疗中，王鸿士尤其

强调“阴精”的作用。如《素问·金匮真言论》言“夫精者，身之本也。故藏于精者，春不病温。”《素问·生气通天论》又言“冬伤于寒，春必温病。”根据急慢性肝炎的临床表现，王鸿士认为肝炎亦是温病的一种。冬伤于寒，阴精不足，阳气失其位，邪气留连，而成为“伏邪”，春季少阳胆气升发，阴精愈显不足，“伏邪”外散，正邪相争，而发为温病，即肝炎发作期。不仅如此，一年有春夏秋冬四季，以成生、长、化、收、藏。而人体亦有其“四季”，以成生、长、壮、老、已。由于初生之际，人体以水为主，当如四季之冬，此时若先天禀赋异常，阴精不足，阳气不固，寒邪（疫毒）侵袭，邪气经久流连，至于春（青壮年时期），胆气渐旺，加之阳气升发，流连之邪气使阴精耗伤，而肝炎多在这个时期发作。

阳气的上升、阴精的下降以及二者之间的和合在肝病的发生、发展中有着极其重要的作用。王鸿士认为脾胃是和合二者的关键，治肝当求之于阳明胃和太阴脾，调阳气、阴精之升降，即升脾之阳和降胃之阴，如黄坤载所言“肝气宜升，胆火宜降。然非脾气之上行，则肝气不升；非胃气之下行，则胆火不降。”此治肝升脾降胃之至言。

王鸿士认为肝病整个疾病的发生、发展、转归与预后，都与阴精、阳气、伏邪三者密切相关，整个疾病的过程就是三者相互作用、相互影响的过程。急慢性肝病临床表现千变万化，证型亦很难统一，治疗方法更是多种多样。王鸿士执简驭繁，形成了察传变、祛“伏邪”、固阳气、护阴精、调阴阳的独特理论体系，以祛“伏邪”为治标之策，以固阳气、护阴精为治本之方，临床灵活掌握，注重标本之先后，有时急则治其标，以祛“伏邪”为主；有时缓则治其本，以固阳气、护阴精为主；标本俱不明显，则标本同治，并合以调阴精阳气之法。

（二）借鉴仲景“伏气温病”学说及湿热黄疸的治疗理论，完善肝病的治疗方法

“伏邪”流连，最易伤人阴精，郁久则生湿化热，湿热则为黄疸的最常见病因。由于人体先天禀赋的不同，脏腑寒热温凉的差异，及湿热邪毒的轻重，黄疸又表现为不同的类型。张仲景在《金匮要略·黄疸病脉证并治篇》中提出了黄疸的五种分型，即黄汗、谷疸、酒疸、女劳疸、黑疸。五疸证型虽然不同，但其根本皆在于伏邪久郁，导致的胃热脾虚，脾虚则生湿，湿热相合，是黄疸病的根源。脾胃者，仓廪之官。湿热之气归于脾胃，则“谷气不消，胃中苦浊”“阴受其湿，阳受其热”，阴精阳气俱为湿热之邪所困而发为“谷疸”；房劳过度，湿热之邪从肾而出，则出现“膀胱急，小便自利”，发为“女劳疸”；饮酒过多，酒之湿热积于中焦脾胃，谷气郁而生热，则致“心中懊侬而热，不能食，时欲吐”而发为“酒疸”；酒疸其本为阴精阳气之不足，湿热乘虚入中，而出现“食难用饱，饱则发烦”，若认其本为实，妄用苦寒泻下之品，则导致中气愈虚，久久发为“黑疸”。王鸿士继承并发展了张仲景对“黄疸”病认识的理论和治疗经验，认为黄疸病为“伏邪”内郁，阴精阳气失调，导致湿热为患，侵及不同的脏腑经络而发为不同类型的黄疸。根据黄疸病的病机特点，王鸿士很少选用大寒之药，避免过用苦寒致“热去而湿独存”而变生他证，而多选用连翘、茵陈、川楝子、栀子诸药，凉而能散，使湿热俱去；柔肝之药多选用当归、枸杞子、白芍、柏子仁、玄参、阿胶、鳖甲等以养肝之阴精。处方立法时时注意顾护患者的正气，深得仲景治黄要法之精髓。

（三）采温病各家之长，运用三焦辨证、卫气营血辨证、脏腑辨证及气血辨证形成了完整的治肝伏气温病理论和治疗体系

王鸿士精通温病证治，深得京城名医萧龙友、孔伯华等先师治疗温病之精髓，借鉴温病学派治疗伏气温病的学术思想，形成了独特的治肝伏气温病理论。湿热伏邪郁于体内，又有外感六淫、内伤七情的影响，引起五脏六腑气机之升降失常，加之个体先天禀赋之不同，导致肝病有各种各样的临床表现。王鸿士根据病毒性肝炎的发病特点，借鉴历代温病医家的学术思想，运用三焦辨证和脏腑辨证，形成了丰富的治疗方法。

1. 三焦辨证在肝病治疗中的运用

吴鞠通在《温病条辨》中创立了理、法、方、药完备实用的三焦辨证体系，为温病和内伤杂病的辨证论治提供了理论依据和规范。王鸿士把温病三焦辨证论治思想引入肝病的治疗，认为湿热为患是各种肝病发生的根本原因。湿热之邪侵及人体，正邪相争，随着疾病的发展，上、中、下三焦证候会有不同的表现，其治疗也应根据三焦的生理特点及病邪侵及的部位辨证论治。王鸿士根据三焦的生理特点，参照吴氏确立的“治上焦如羽，非轻不举；治中焦如衡，非平不安；治下焦如权，非重不沉”三焦论治原则，制定了很多治肝的方法。肝病急性期多为湿热之邪侵及上、中焦，但也有一些以上焦证候表现为主，进而湿热之邪内传中焦，中焦气机不利，升降失常；或由肝失条达，肝木克脾土，脾失运化，出现湿热蕴积中焦，误治失治；或机体正气不足，湿热之邪缠绵难愈，则脾失运化，生痰致瘀；或湿热之邪入于下焦，耗精伤液，而导致肝肾津液不足，出现临床表现非常复杂的以下焦证候表现为主的病证（如臌胀）。

湿热之邪在上焦者，王鸿士多选用轻清芳香之品，芳香化湿，使湿热之邪从上焦而解，且选用少量健脾之品，以安未受邪之地，防止外邪入内。如治疗黄疸初起，临床以上焦肺卫为主要表现者，王鸿士常法仲景麻黄连翘赤小豆汤，方用麻黄、杏仁、生姜意在辛温宣发，解表散邪，连翘、桑白皮、赤小豆旨在清热除湿解毒以退黄，甘草、大枣甘平和中以防湿热之邪内陷入里，可散外邪又可内清湿热。

湿热之邪由上焦内传入中焦或直接侵袭上、中二焦，表现为黄疸较重、恶心、厌食油腻、口渴、食欲不振、小便短赤、大便秘、舌苔黄厚腻、脉弦滑有力等症状者，王鸿士多用苦辛之品，清热利湿、芳香疏气，以恢复中焦升降，使升者自升，降者自降，中焦之升降达于平衡；若出现周身发黄、发热、食欲不振、恶心、厌油腻不明显、少腹胀、皮肤发痒、小便短赤、时有溺灼热感及刺痛、舌苔白、脉弦滑稍数等以湿热偏于中下二焦为主要表现者，治疗则以利湿为主，兼用清热凉血之法。王鸿士在治疗中焦湿热时还注重辨别湿与热的轻重。湿重热轻型多表现为脘腹胀满、小便频数、尿短黄、渴不思饮、食欲不振、身重腿沉、时有浮肿或便溏、舌苔白、脉弦滑数等，治疗以利湿为主，疏气为辅，兼以清热之法。热重湿轻型表现为面目俱黄、口苦、口干思饮、脘闷心烦、不思纳食、恶心厌油腻、溲黄、身热、大便干燥、舌苔边白种黄厚、脉弦滑数等症状，治疗则以清热为主，佐以渗湿。王鸿士还提倡应用利湿清热、活血芳化之法治疗肝病，他常运用三仁汤合茵陈五苓散治疗湿热滞留于上、中二焦之证，以达宣上、畅中、渗下之目的，使湿热之邪从上、中、下三焦而出。

对于湿热弥漫三焦，且热重于湿，临床表现为黄疸重、恶心、呕吐、厌油、发热口渴、便干、尿赤、舌苔黄厚而燥、脉弦滑数者，王鸿士常以清利湿热、活血解毒、芳香透表之法治之，方用栀子柏皮汤、白虎汤、藿香正气散和龙胆泻肝汤加减。对于湿热炽张，热入心包，临床出现烦躁不安、神识昏迷者，则治以清热解毒、利湿、开窍之法，在选用清热利湿解毒中药的同时加用局方至宝丹与牛黄清心丸交替使用。

肝病以中焦湿热为因，倘病邪久留不去，邪恋正伤，就会影响脏腑气血功能，逐渐导致脏腑气血亏损。湿邪黏腻，耗气伤阳，脾阳受损可影响脾胃运化，脾失健运可致肾气不盛，阴精失充；热邪性燥，伤阴耗血，肝郁化火时，肝阴也易被炽伤。是以湿热郁久，不仅可使脾阳不振，又可使气血生化不足，衰弱日甚。若原病脾肾阳虚，湿从寒化，则可转而形成阴证，渐渐侵及下焦之肝肾，使病情演变多端，出现痰、瘀、毒、虚等各种各样的临床表现，其本为肝、脾、肾之不足，其标为痰、毒、瘀之蕴结。脾主运化水湿，肺主气利治节，肾主液而行水。凡五气所化之液悉属于肾，津液所行之气悉属于肺，转输二脏、利水生津悉属于脾。肺、脾、肾三脏一旦虚损，就会导致水液代谢失常，而产生肝硬化腹水。如《沈氏尊生书》所言："臌胀病根在脾，脾阳受损，运化失职，或由怒气伤肝，渐蚀其脾，脾虚之极，故阴阳不交，清浊相混，隧道不通，郁而为热，热留为湿，湿热相生，故其腹胀。"因此，王鸿士认为，肝硬化腹水为中焦之湿热移于下焦，导致肝、脾、肾之不足而引起，其间又会有痰、毒、瘀等病理产物产生并发生作用。在治疗湿热之邪侵及下焦的过程中，王鸿士强调首先应分清虚实，酌情采用清除余邪、扶正补虚和调整气血等方法。

（1）分清虚实。王鸿士在临床治疗过程中发现，当用清、渗、凉法时，血清转氨酶含量下降，麝浊（麝香草酚浊度试验）、麝絮（麝香草酚絮状试验）结果却见上升；若用滋补肝肾之剂，麝浊、麝絮结果可见下降，而转氨酶含量又复升高。故他认为，在临证时必须分清虚实主次。如转氨酶高，而麝浊、麝絮轻度异常时，以清热渗湿解毒凉血为主，稍加滋补肝肾之品，可使肝功能全面恢复正常；如麝浊、麝絮结果明显异常，而转氨酶含量轻度增高时，以滋补肝肾为主，稍加清热解毒凉血渗湿药物，效果较好。

（2）清除余邪。湿热之邪尚未尽消，仍有湿热蕴郁不去时，患者常表现为腹胀纳少、二便不畅，或有黄疸，有些患者出现出血点及蜘蛛痣；血清转氨酶异常，胆红素或可增高。倘湿热蕴毒较盛，治疗以清热利湿、凉血解毒为主，健脾益气为辅；血瘀明显者，可加用活血化瘀药物。临床上常用的清热利湿、凉血解毒药物有茵陈、龙胆草、栀子、金钱草、板蓝根、蒲公英、丹皮、茅根、小蓟、茜草、白芍等。对于病情时间较长出现痰浊内阻者还应加用化痰药。

（3）扶正补虚。湿热久羁，耗伤气阴，或脾胃虚弱，肝失所养，皆可导致肝肾阴虚，或阴虚内热、心肾不交等证候，出现劳则胁痛、心烦口干、多梦失眠、眩晕耳鸣、心悸气短、腰背酸楚、肝掌、蜘蛛痣等症状，治疗应加用滋补肝肾之品，如女贞子、首乌、枸杞子、桑椹、五味子等。若患者素体肾水不足，湿热之邪易于乘虚入于下焦，劫烁肾阴，此时亦应在清湿热的同时加入咸寒之品兼补肝肾之阴，使邪热不易侵犯下焦，此即“务先安未受邪之地”之意。

脾胃为后天之本，生化气血之源，脾胃虚弱可导致五脏精气亏损。湿热缠绵，可致使脾胃损伤；肝气横逆，郁而化火也能影响脾胃运化，以致脾失健运，胃失和降。临床常见症状如膨闷胀满、两胁作痛、食欲不振、纳食不消、恶心嗳气、善怒郁闷、腹胀泄泻等，多与湿热及肝脾不调相关。气郁可化火，所以治火先治气；气顺火自降，降（顺）气也能起清热作用。故对于上述症状，王鸿士常用疏肝理气、祛湿健胃药物治疗，常用药物有藿香、佩兰、苍术、川朴、蔻仁、砂仁、焦三仙、云苓、木香、谷稻芽等。

肝虚脾弱会引起消化吸收功能减退，进而造成营养代谢功能紊乱或低下，患者表现为神疲倦怠、气短懒言、面色晄白少华、消瘦贫血、皮肤干燥、或有浮肿、纳少胃呆、舌淡、脉细弱、血浆蛋白低下及比例倒置等气血两虚症状，以补气健脾养血为法治疗，诸症可改善，血浆蛋白可见增加并可改变白球蛋白比例倒置现象。常用药物如生黄芪、党参、焦白术、当归、阿胶、紫河车、女贞子、首乌等，阴虚明显者可加龟板，阳虚明显者可加鹿角胶。

（4）调整气血失调。腹水消退，但气滞血瘀仍在，引起脉络阻塞或瘀阻，肝脾大、腹壁静脉曲张、食管（下端）静脉曲张等症状仍然存在。对肝硬化门脉高压应予重视并积极治疗，不然容易出现消化道出血，或有再度发生腹水的可能。此时当调整气血，据王鸿士的临床经验，活血化瘀软坚、疏气健脾（补气健脾）的药物有助于食管静脉曲张的减轻或消失，对肝脾也有一定程度（尤其脾脏）回缩作用。

总之，湿热之邪侵及下焦，易导致肝、脾、肾俱虚，且有湿热、痰浊、瘀血为患，临床表现多为虚中夹实。治疗应以扶正祛邪、攻补兼施为法，根据病情，酌情选择以祛邪为主，扶正为辅；或以扶正为主，祛邪为辅。肝硬化未出现腹水之前，或腹水退之后，常有气虚、血虚，或气血两虚等证候。治疗上在以补为主同时随证配合舒气活血、化瘀软坚、健脾渗湿、清热利湿、凉血解毒等法。

2. 卫气营血辨证在病毒性肝炎治疗中的应用

王鸿士认为病毒性肝炎是一种伏气温病，属于疫病中的一种，具有一定的传染性和流行性，如吴又可在《瘟疫论·序》中言“夫瘟疫之为病，非风、非寒、非暑、非湿，乃天地间别有一种异气所感。”吴又可又在《瘟疫论·下卷·杂气》中强调其“无形可求，无象可见，况无声，复无臭”。病毒性肝炎为疫毒之邪侵及人体的皮毛脏腑，其传变符合温病卫气营血变化的规律。

（1）卫分证。病毒性肝炎急性发作期，湿热疫毒之邪首犯卫分，出现发热、恶寒、头痛、身疼、汗出、乏力、胸脘痞闷、食少、腹胀或便溏、尿黄、舌淡红、苔薄白或薄黄而腻、脉浮数或濡等症，因其夹风、寒、湿邪气之不同，出现头身肢节冷痛，或头重身困、四肢酸痛等症状，王鸿士认为其病机当属温邪夹湿侵袭人体，因其夹内湿，治疗当宗“清热必兼渗利之法”，用药不可太凉，以免病邪遏伏而不易外解，治疗时多以麻黄连翘赤小豆汤为主方进行加减，兼有表证时多选用藿香、佩兰、薄荷、白芷等芳化清热解表。湿热疫毒之邪一般在卫分期时间较短，且不易诊察，所以及早诊断，正确治疗，阻断湿热疫毒之邪的传变是本期诊治的关键。此期忌用辛温之剂。

（2）气分证。“风温病初起，发热而微恶寒者，邪在卫分，不恶寒而恶热者，小便色黄，则已入气分矣”。气分证多由卫分证转化来，但也有邪气直入气分者。病毒性肝炎大多数病例卫分证过程很短暂，气分证过程则较长，而且各种症状错综复杂，这主要与湿性黏滞的病理特点有关。湿热之邪留连气分，邪正相争，正气不能抗邪外出，邪气亦不能内陷深入，导致其病程较长。王鸿士把湿热入于气分证分为湿重热轻和热重湿轻两种证型进行辨证治疗。湿重热轻型，症见面目俱黄、身热不扬、午后夜间热甚、脘腹胀满、小便频数、尿短黄、渴不思饮、食欲不振、身重腿沉、时有浮肿或便溏、舌苔白、脉弦滑数。热重湿轻型，症见面目俱黄、口苦、口干思饮、脘闷心烦、不思纳食、恶心厌油腻、溲黄、身热、大便干燥、舌苔边白中黄厚、脉弦滑数。湿重热轻型治疗以利湿为主，疏气为辅，兼以清热。热重湿轻型治疗以清热为主，佐以渗湿。对于经久不愈，邪热留连气分者，王鸿士主张运用“益胃”之法进行治疗，即用轻清之品清气生津、宣展气机，益胃之气阴不足，祛胃之湿热实邪。

（3）营分证。《湿热病篇》言：“湿热证，壮热口渴，舌黄或焦红，发痉，神昏谵语，邪灼心包，营血已亏，宜犀角、羚羊角、连翘、生地、元参、钩藤、银花露、鲜菖蒲、至宝丹等味”。邪入营分可由卫分、气分逐渐传变而来，也可由正气未衰，疫毒湿热过盛，直趋心营而来。邪入营分，扰动心神，疫毒湿热酿生痰浊，邪与痰结，蒙蔽心窍。治疗以清热解毒、利湿、开窍为法，配局方至宝丹与牛黄清心丸以清热开窍、镇痉安神。

（4）血分证。湿热疫毒之邪，日久不去，耗气伤津，热迫血行，气不摄血，导致出血；或湿热疫毒之经卫分、气分、营分后很快深入血分，而出现动血、出血，此时患者黄疸迅速加深，手掌红赤，极度乏力，伴有出血或严重出血倾向等重症肝炎的症状。病情进入血分证后，病情变得更为复杂，瘀毒或与痰结，或与水结，或阻滞气机，或扰乱心神，导致脏腑功能失调，气血津液代谢失常，疫毒湿热与痰瘀胶结，终致时起时伏，反复发作，缠绵难愈，或呈慢性化发展态势，或动血耗血，且瞬息万变。治疗首先应分清虚实，虚证多为肝肾不足，气滞血瘀，多兼有湿热余邪，治疗以育阴软坚、活血化瘀为主，佐以理脾之法。实证应采取急则治其标之法，先祛湿热疫毒之邪，然后再扶正以治其本。清热解毒祛湿可选用甘露消毒方、清瘟败毒饮、清营汤等加减。对出现神志改变者，可加用安宫牛黄丸或至宝丹等。

3. 脏腑辨证在肝病治疗中的应用

王鸿士在继承和发扬温病三焦辨证在肝病治疗中的重要作用的同时，也强调脏腑辨证在慢性肝病诊治过程中的作用。从病因方面而言，正如《黄帝内经》所言“邪之所凑，其气必虚”，王鸿士认为热之毒邪只是造成慢性肝炎的外因，其内在的因素在于患者正气的虚弱，脏腑气血的不足或偏颇。

王鸿士认为脏腑正气不足主要以脾肾之气不足为主。脾为后天之本，主运化水谷精微，为气血生化之源，又为气机升降之枢纽，若脾胃健运，则气机升降如常，气血充盈，可有效地抵抗湿热毒邪之侵袭；若脾失健运，一者可以导致正气或气血津液不足，脏腑功能失调，正气无力抗邪，湿热之邪乘虚而入，导致肝病的发生；二者脾虚则可导致水湿内停，内湿外湿，互为引，则尤易导致湿热病证的产生，或使湿热病加重。正如《幼幼集成》所云“脾土强者，足以捍御湿热，必不生黄，惟其脾虚不运，所以湿热乘之”。又如薛生白在《湿热病篇》中说“太阴内伤，湿饮停聚，客邪再至，内外相引，故病湿热”。肾为先天之本，且肝肾同源，若先天之精气不足，最易导致外邪的入侵，湿热之邪入于中焦，肾气不足，无力抗邪，湿热之邪易于传于下焦，蒸液耗津，产生诸多变证。王鸿士认为，慢性肝炎正气虚弱，主要指肝、脾、肾三脏在气血两方面的失调，而肝、脾、肾三脏在气血方面是互相联系、互相影响的，因此在治疗慢性肝炎时，除了清热除湿外，还要重点调理肝、脾、肾的气血。

肝炎急性期，由于邪气实是主要矛盾，因此治疗上必须以祛邪为主；在急性期向慢性期转变的过程中，多表现为邪气实和正气虚同时存在，治疗上应该扶正和祛邪并用；而到了慢性期后，人体的正气虚是主要矛盾，所以治疗应以扶正为主，适当加以祛邪。

在慢性肝炎的发病、治疗及转归过程中，王鸿士特别注重脾胃的作用。脾胃为后天之本，气血生化之源，气机升降之枢纽，且脾又为太阴湿土，同气相求，湿热之邪侵袭，首犯脾土，湿热中阻，肝胆气机不利，湿热蕴积肝胆，肝脾疏运失司，胆汁不循常道，泛溢于肌肤则发为黄疸，此为急性黄疸发病之因。素体脾胃不足，湿热之邪久蕴，则脾胃之阳受损，无力抗邪，必导致湿热之邪稽留不去，为湿、为痰、为瘀，或内传入下焦，为癥、为瘕、为聚，而变生多端；或脾胃不足，脾湿土壅，导致肝失条达，肝气郁结，出现肝郁脾虚之证候；或脾胃亏虚，运化失常，气血生化乏源，血行不畅，出现气虚血瘀之证候；若脾虚失于统摄，脉络不能统血，则可见出血症状。湿热之邪侵及中焦脾胃，脾失健运，会导致脾胃之阴不足，肝肾之阴乏源，导致肝肾之阴亏虚；或者湿热之邪传入下焦，肝肾之阴受灼，导致肝肾阴虚。

王鸿士在治疗慢性肝病的过程中强调要分清虚实，实多责之于湿、热、痰、瘀等病理产物，虚多责之于脾、胃、肝、肾等脏腑。根据临床经验，王鸿士利用脏腑辨证规律，把慢性肝炎分为以下几种类型。

（1）证候表现以邪实为主，治疗以祛邪为主、补虚为辅。

脾湿胃热型

【主症】口干口苦，食纳欠佳，脘腹作胀，嘈杂反酸，或恶心呕吐，小便量少，全身困倦，脉沉弦滑，舌苔白或黄，多见于迁延性肝炎、慢性肝炎、转氨酶不正常者。

【立法】健脾和胃，清热利湿。

【方药】

党　参 24g	生石膏 18g	苍　术 9g	白　术 9g
法　夏 9g	藿　香 9g	佩　兰 9g	白　芍 12g
当　归 9g	川黄连 4.5g	车前子 12g（包煎）	

【加减】腹胀甚者加云苓 15g、沉香末 1.5g（分冲）；食欲不振者加草豆蔻 3g、杏仁 9g、橘红 9g；转氨酶长期不降舌质红者加酒龙胆草 9g、板蓝根 15g，舌质淡者加五味子 12g、生甘草 9g；吐酸者加煅瓦楞 30g、刀豆子 30g。

湿热下注型

【主症】食纳正常，食后腹胀，有时伴腹痛，小便黄赤，大便日行3～4次，但不通畅，舌质红，舌苔白腻或黄，脉沉弦滑。多见于迁延性慢性肝炎、转氨酶长期不降者。

【立法】清热导滞，利湿解毒。

【方药】

川　军9g	白头翁12g	秦　皮12g	马齿苋15g
茵　陈15g	赤　芍15g	丹　皮9g	六一散12g（包煎）
川黄连3g	藿　香9g		

【加减】大便有黏液者加焦槟榔9g、山楂15g；小便量少者加车前子9g（包煎）、泽泻9g。

肝胆湿热型

【主症】口干口苦，两胁持续作痛，小便黄赤，大便干燥，身体渐胖，胃脘作胀，时有烦躁，舌质红，舌苔白腻或黄厚，脉弦滑。多见于迁延性慢性肝炎、脂肪肝或合并胆道感染、转氨酶长期不降或胆固醇增高者。

【立法】清热平肝，凉血解毒。

【方药】

茵　陈15g	醋柴胡9g	酒胆草9g	小　蓟15g
赤　芍12g	丹　皮12g	石见穿15g	白　矾3g
郁　金9g	泽　兰4.5g		

【加减】厌油者加藿香9g、佩兰9g；胆固醇高者加山楂15g、草决明15g；大便干者加酒军9g；小便黄者加六一散12g（包煎）。

王鸿士常用的祛邪之法：

利水通便解毒，使病邪从二便而出。可用酒军、白头翁、秦皮通大便，车前子、木通、滑石利小便。

芳香化湿解毒，将病邪从血分引到气分，从表而解。可用藿香、佩兰、白芷、野菊花等。

活血凉血解毒，将病邪消化在血分里。可用小蓟、生地黄、赤白芍、丹皮、鲜茅根等。

酸敛解毒，酸药有收敛的作用，使湿热之毒不易扩散，将病邪困于肝内消灭之。可用五味子、乌梅、诃子肉、五倍子等。

湿热之邪初起时，当辨其有无消化系统症状及舌质：有消化系统症状，舌质淡时，是邪在气分，治宜芳香化湿解毒；无消化系统症状，舌质红时，是邪在血分，治宜活血凉血解毒。二便不通时，用利水通便解毒法；症状不明显时用酸敛解毒法。

湿热之邪较深，汗已出而邪未出，复发热者，宜白术除湿汤加薄荷、淡豆豉、芥穗等。处方：茵陈蒿6g、芥穗6g、淡豆豉9g、柴胡9g、白术9g、云苓15g、生地12g、地骨皮12g、党参9g、甘草6g、知母9g。方用芥穗、薄荷、豆豉清热解表，柴胡解肌腠之邪，使深入之邪随汗而解；白术、云苓健脾祛湿，热去湿除，其热自平；生地、地骨皮清热凉血；党参健脾益气，甘草和中；知母则清肺降火，润肾滋阴。

湿热之邪较盛，湿热相争则汗出，湿属阴邪，邪气留恋，不容易因汗出而退，汗出继而复热者，宜用黄芩滑石汤加减。处方：生石膏24g、青蒿15g、黄芩9g、滑石12g、茯苓皮15g、大腹皮12g、白蔻仁6g、通草4.5g、猪苓12g。方用石膏清气分热，青蒿清血分热，黄芩、滑石、茯苓皮清湿中之热，蔻仁、猪苓宣利湿邪，再加腹皮、通草，共奏宣气利小便之功。气化则湿化，小便利则邪有出路，而热自清矣。

（2）证候以正虚为主，治疗以补虚为主，祛邪为辅。

气血两虚型

【主症】心悸，气短，全身无力，面色苍白，消瘦，精神不振，肝区隐痛，苔薄白或无苔，脉沉细。多见于迁延性肝炎、慢性肝炎早期肝硬化、长期肝功能不正常者。

【立法】补气养血柔肝。

【方药】

生黄芪15g	白　芍15g	当　归12g	丹　参12g
首　乌15g	黄　精12g	生　地12g	川续断15g
五味子12g	生　草9g		

【加减】转氨酶长期不降，舌质红者加土茯苓15g、大枣10枚或加土贝母15g，舌质淡者加白芷9g；麝浊、麝絮长期不降者每日中午加服

1 丸河车大造丸；白球蛋白比倒置者加鹿胎膏 1 瓶分 5 次服，每日中午服 1 次或原方加龟板 12g、鳖甲 12g；肝大者加元胡 9g、草河车 9g、泽兰 9g；脾大者加生牡蛎 15g、地龙 12g；食欲不振者加山楂 9g、白术 9g；牙龈出血者加小蓟 15g、血余炭 12g。

脾肾两虚型

【主症】午后腹胀，食欲不振，下肢轻度浮肿，腰腿酸痛，足跟痛，疲乏身倦，大便溏泻，小便多，苔薄白或无苔，舌体胖边有齿痕，脉沉细滑。多见于迁延性肝炎、慢性肝炎、早期肝硬化、肝功能长期不正常者。

【立法】健脾补肾。

【方药】

党　参 15g　白　术 12g　云　苓 12g　白　芍 12g
当　归 12g　五味子 12g　川续断 15g　菟丝子 12g
川　朴 9g　香　附 9g

【加减】腹泻者加苍术 9g、芡实 9g、诃子肉 15g（或 9g）；腰腿酸痛，足跟痛者加牛膝 12g、生薏苡仁 12g、仙灵脾 15g；夜尿多者加鹿角霜 12g、女贞子 12g；腹胀甚者加冬瓜皮 12g、木香 4.5g；肝区隐痛者加寄生 15g、木瓜 12g。

肝肾阴虚型

【主症】腰腿酸软，四肢无力，劳累则肝区痛，心慌气短，夜寐多梦，精神疲倦，头晕目眩，有时盗汗，舌净无苔或舌质稍红，脉沉细弦。多见于迁延性肝炎、慢性肝炎、肝功能长期不正常者。

【立法】滋补肝肾。

【方药 1】

北沙参 15g　五味子 12g　生甘草 9g　白　芍 15g
川续断 15g　菟丝子 15g　女贞子 15g　首　乌 12g
黄　精 12g　当　归 12g

【方药 2】

茵陈蒿 15g　当　归 12g　白　芍 12g　远　志 9g
柏子仁 12g　黄　芪 15g　桑寄生 24g　枸　杞 12g

香　附 9g　　郁　金 9g　　旱莲草 12g　　女贞子 24g

党　参 9g　　焦白术 9g　　炒枣仁 12g

【加减】 腰痛甚者加狗脊 12g、寄生 15g；盗汗多者加生龙牡各 15g、浮小麦 15g、乌梅 9g；失眠重者加远志 12g、百合 12g；梦遗滑精者加芡实 12g、补骨脂 12g、诃子肉 12g；肝区疼重者加草河车 9g、川黄连 4.5g。

（3）脏腑气血不和，重点调理肝脾胃。

肝胃不和型

【主症】 恶心欲吐，呕逆嗳气，食后胃脘胀闷，有时胃痛，两胁窜痛，厌油，大便时干时稀，舌苔白或黄，脉弦滑细。多见于迁延性肝炎慢性肝炎、转氨酶长期不降者。

【立法】 疏肝和胃，养血柔肝。

【方药 1】

香　附 9g　　生赭石 9g　　木　香 9g　　佩　兰 9g

焦白术 9g　　酒黄芩 9g　　白　芍 12g　　当　归 9g

草豆蔻 6g　　旋覆花 9g（包煎）

【方药 2】

茵陈蒿 15g　　川　朴 9g　　香　附 9g　　青　皮 9g

陈　皮 9g　　云　苓 12g　　赭　石 9g　　旋覆花 9g（包煎）

木　香 6g　　砂　仁 1.5g　　焦槟榔 9g　　杭白芍 12g

元　胡 9g

【加减】 胃脘胀甚者加沉香末 1.5g（分冲）；两胁窜痛甚者加木瓜 12g、元胡 9g；大便干者加瓜蒌 15g、焦四仙 30g；纳少体虚者加党参 15g、云苓 12g。

气滞血瘀型

【主症】 两胁作痛，痛有定处，肝脾大，边缘锐利，身上有出血点或面有色素沉着，舌质紫绛或有瘀斑，舌苔白或无苔，脉沉弦。多见于慢性肝炎、早期肝硬化、长期肝功能不正常者。

【立法】 疏肝理气，活血化瘀。

【方药】

葛　根9g　　红　花15g　　草河车9g　　白　芷9g
泽　兰15g　　白　芍12g　　赤　芍12g　　郁　金9g
五味子12g　　生甘草9g　　枳　壳9g

【加减】气短心悸者加生黄芪15g；纳少腹胀者加党参15g、白术9g、焦三仙各12g；身有出血点，舌质绛者加石见穿15g、蒲公英15g；肝脾大不消者加王不留行12g、生牡蛎15g、地龙12g；肝痛不止者加没药9g、五灵脂9g。

4. 气血辨证在肝病治疗中的应用

注重气血辨证是王鸿士治疗肝病的又一大特色，贯穿于整个肝病的治疗过程。

气血与整个疾病的发生、发展和转归都有着密切关系。

气血通畅是人体生命之本。气与血是构成人体的基本物质，也是人体生命活动的动力源泉。气来源于水谷，化生于脏腑，既是脏腑经络功能的动力，又是脏腑功能活动的产物，脏腑的正常功能活动依赖于气的温煦、固摄和血的滋润濡养作用。如果气的作用出现异常，就不能温煦机体、固摄精微。血液循行于脉管之中，由气推动，周流全身，血液的正常运行，需要有健全周密的脉管和气的推动和固摄，若脉道失于固密，气机出现异常，血液就不能正常循行，出现瘀血和出血等病理表现，血液离开脉管，失去其发挥作用的条件，会丧失其生理功能而成为病理产物。因此，气血通畅是人体正常生理功能的必要条件，是人体生命之本。

气血辨证是临床辨证的基础。气血辨证是中医学中的重要理论，正如《黄帝内经》所言："阴阳者，血气之男女也。"人身之中，气血有非常重要的作用。外感六淫、内伤七情或饮食劳倦等病因，首先干扰的便是人体气血的正常运行，气血失调会导致阴阳失调，经脉瘀阻不通，进而百病丛生。中医辨证的核心是八纲辨证，八纲之辨证中虽无气血辨证，但气血辨证的内容贯穿于八纲辨证之中。阴阳是八纲辨证的总纲，而在阴阳属性中，气为阳，血为阴，气血是人体阴阳的主要物质基础，人体在正常生理状态下，气血平和则阴阳平衡。表里辨证多宗卫气营血辨证，而卫属气，营属血。里证多为脏腑病变，而脏腑病多与气血相关。气血之病变多为虚为实，因此，虚实辨证中也包含气血辨证。气血的病变多有寒有热，机体寒热病变也直接影响气血的正常生理功能，而气血的寒热病变又直接反映为机体的寒证和热证。因此，气血辨证贯穿于八纲辨证中，为临床辨证的基础。

气血辨证贯穿在肝病治疗的整个过程。清代名医王清任所提出，人身之疾病，无论外感内伤，所伤者无非气血，所以治病之要诀，在明白气血。肝病多为湿热疫毒之邪侵及人体，初则伤及人体正气，继则伤及人体阴血，导致气血之失常。湿热之邪久留，或因邪气盛，或因正气虚，或因失治、误治，均会导致病邪伏于血分，而出现寒热错杂、虚实并见等复杂的证候。临床常见的肝病，如急性肝炎、慢性肝炎、肝硬化、肝硬化腹水、脂肪肝性肝炎均与气血失常有关，因此，调理气血贯穿于肝病治疗的整个过程，而调理气血之法多为补气、理气和活血化瘀，根据人体气血的虚实及痰湿瘀的兼夹又需采取不同的治法。

凉血活血　王鸿士认为急性黄疸肝炎黄疸较重时，多因热毒蕴于血分，故退黄时要采用凉血活血解毒之法，常于清热除湿解毒药中加入活血药，并认为其有加速退黄的作用。常用凉血活血药有小蓟、生地黄、赤白芍、丹皮、鲜茅根等。初期肝大者多为毒热瘀血所致，也应该用凉血活血解毒之法，可加郁金、丹参、草河车、鲜茅根等。

化痰活络　肝炎急性期开始向慢性迁延时，久病入络，出现肝大，多为湿热生痰，痰阻血络所致，治疗当用化痰活络解毒法，可选用杏仁、橘红、土贝母、土茯苓等药。由于湿热是发生急性肝炎的主因，所以在治疗急性肝炎的兼证时，也应不离清热除湿的大法。

补气养血柔肝　迁延性肝炎、慢性肝炎早期肝硬化者，长期肝功能不正常，临床表现为心悸、气短、全身无力、面色苍白、消瘦、精神不振、肝区隐痛、苔薄白或无苔、脉沉细者，证属气血两虚，需用补气养血柔肝之法治疗。可选用生黄芪、当归等药。

疏肝理气，活血化瘀　王鸿士认为产生胁痛的原因大致为气郁、瘀血、痰饮、食积及风寒，其中以气郁和瘀血为多见，慢性肝炎之胁痛、肝脾大由气滞血瘀引起者多见。因此，对于早期肝硬化、长期肝功能不正常，临床表现为两胁作痛、痛有定处、肝脾大、边缘锐利、身上有出血点或面有色素沉着、舌质紫绛或有瘀斑、舌苔白或无苔、脉沉弦，证属气滞血瘀者，治以疏肝理气、活血化瘀之法。气虚者加生黄芪，脾虚者加党参、白术、焦三仙，身有出血点、舌质绛者加石见穿、蒲公英，肝脾大不消者加王不留行、生牡蛎、地龙，肝区疼痛较重者加没药、五灵脂。

育阴软坚，活血化瘀 对于肝炎后肝硬化、门静脉高压、脾功能亢进、食管静脉曲张，临床表现为疲乏无力、腰痛腿软、胁痛、腹胀便溏、溲黄而少、齿衄、时有皮下瘀斑、苔薄白、脉弦滑，证属肝肾不足、气滞血瘀者，王鸿士多治以育阴软坚、活血化瘀之法。育阴补肾之药多选用女贞子、枸杞子、桑寄生、狗脊、川续断、刘寄奴等药，软坚化瘀之药多选用桃仁、红花、鳖甲、牡蛎、三棱、莪术、穿山甲、马鞭草等药。

活血化瘀，行气散结，健脾利水 对于肝硬化失代偿期，出现大量腹水，临床表现为四肢消瘦、腹满而胀、脘胁胀满、腹水征明显、舌质紫暗苔薄白、脉象弦滑按之无力，肝功能异常，尤其絮浊试验异常较为明显，证属气虚血瘀、水湿不化者，治疗则以活血化瘀、行气散结、健脾利水之法，王鸿士常用大量生黄芪以健脾补气利水，利水药多选用云苓、猪苓、防已、泽泻、抽葫芦等，行气药以川厚朴、青皮、陈皮为主，亦可加用桂枝以温阳化水，活血药多用红花、三棱，血瘀明显者加穿山甲、莪术等。

总之，气血辨证是王鸿士诊断肝病的一个重要手段，气血调理是治疗肝病的一重要方法，临床上要根据气血的虚实寒热，病邪的兼夹，气机的运动变化，及瘀血的轻重和部位，灵活运用各种治疗方法，方能取得较好的疗效。

二、王鸿士治疗肝病的学术特点

（一）辨湿热之深浅，祛湿除热是治疗急性肝炎的总则

通过实践，王鸿士证明了历代医学文献所记载的经验和理论在临床

实践上具有很强的指导意义。经临床实践，王鸿士深刻认识到急性黄疸型肝炎是温热病或湿温的特殊表现。湿得热而愈深，热因湿而愈炽。湿和热是急性黄疸型肝炎发病的主要病因，在临床上又因湿和热的多少深浅表现为不同的临床类型，在治疗上多根据不同的临床类型，以茵陈蒿汤为主方辨证加减。阳黄的发生为郁热在里不得发越，郁积之热与湿邪相合，熏蒸而发为黄疸。茵陈蒿汤以茵陈为君，清热利湿退黄，栀子清三焦之火，大黄清里泻热。此方苦寒，通泻郁热，清利湿邪，可使该湿热之邪从下而解，邪有出路则黄疸自除。王鸿士在清热利湿祛除病邪的同时，亦注重人体的正气，故退黄时不过用寒凉，如用寒凉则以渗泄为主，佐以甘草，湿可除且热易解。脾胃若伤多容易产生变证，所以王鸿士多用一些利湿之品，如车前子、滑石、猪苓、泽泻等，或再加芳香化浊之味，如藿香、草豆蔻、砂仁等，既可以使湿热之邪尽快消退，又能防止苦寒伤胃，而不致出现腹胀腹痛腹泻。急性无黄疸型肝炎或肝炎后的长期低热，同样为温热蕴结所致。黄疸型肝炎的病机特点是热胜于湿，无黄疸型肝炎及长期低热者的病机特点是湿胜于热。故治疗无黄疸型肝炎及长期低热时要以渗湿为先，渗湿为主，清热为辅。因其多兼肝胃不和之证，故需配伍舒肝理脾和胃之品。对于肝炎后血胆红素持续增高，且兼见寒湿之象者，王鸿士常用用茵陈附子干姜汤加减治疗。

（二）辨别虚实、扶正补虚是治疗慢性肝炎的关键

王鸿士认为慢性肝炎等肝病病程较长，症状也较复杂，故辨别虚实是辨证的关键。辨证时需要四诊合参，全面观察，认真分析慢性肝病变化的全过程及其虚实真假属性，以免误诊误治。如慢性肝炎患者，也常常出现大便溏泻久久不止的症状，似乎多属脾虚证候；但是也有不少患者大便微微黏滞污垢，腹泻症状不显著，便意较多，便后不畅，此为过食肥甘油腻或误投滋补之品，以致胃肠湿热积滞，而出现的大便溏泻，属湿热腹泻，但这种腹泻常常被忽略。是故便溏腹泻，证有虚实，不可用健脾益气一法统治之。如果是湿热积滞，就该加用渗湿清热化滞之品，应用大黄炭或酒炒大黄泻热导滞，通因通用。又如四肢倦怠乏力，同样是肝病常见症状。脾虚运化无力，水谷精微不能化生，无法濡养机

体会出现四肢倦怠乏力，但脾主四肢，脾为湿困也可出现四肢倦怠乏力，故四肢倦怠乏力需要辨明其虚实。因此，四肢倦怠乏力不可单纯地按虚证论治，而当以患者证候的虚实属性为依据。若证属脾气虚弱，就该健脾益气；若脾虚与湿热并存，当清补兼施或先攻后补，或先补后攻，或补虚、清热、利湿数法并用，具体需依据患者的病情而定，但不能够离开肝炎患者本虚标实、湿热为病的病理本质。

（三）辨病与辨证相结合，结合实验室检查灵活用药

王鸿士认为对于肝病的某些体征、化验检查和诊断，应建立在中西医结合、辨病辨证相结合的基础上。既要尊重临床体征和化验检查的客观意义，又要重视中医的辨病辨证特色，根据主证特点，区别治疗。如根据王鸿士多年的临床观察，肝炎急性期转氨酶升高，多因湿热内盛，而且偏于湿热蕴郁气分，故其治疗应当使用清热解毒、渗湿凉血药物，如茵陈、败酱草、金钱草、寒水石、龙胆草、板蓝根、蒲公英等；若值冬季，因于寒气闭塞，也容易内热偏盛，应当重用清热凉血解毒药物。实验室检查胆固醇偏高者，临床表现多为脾气虚、湿浊内盛等证，故其治疗应以健脾祛湿为主。B 超检查表现为肝脾大者，中医诊断多属于癥瘕积聚的范畴，治疗时当配合活血化瘀的药物，如三棱、莪术、桃仁、红花等。

（四）理气以行郁，巧妙运用理气药

“郁”有郁结、滞而不通之义，有气郁、湿郁、热郁、痰郁、血郁、食郁之分；王鸿士认为“郁”为百病之源，诸疾之始，气郁则生湿，湿郁则生热，热郁则生痰，痰郁则血不行，血郁则食不消。郁久可导致积聚、臌胀的发生，故郁在肝病的发病过程中起着重要作用。

六郁和七情内伤可相因为病。因为诸郁的关键在于气化，故治疗应当以顺其气化为先。疏气令调，郁结自散。使用理气药物既可健脾止痛，又可解郁除满，还有一定的软坚散结的作用。诸郁多以气滞血瘀为转归，且诸郁之中以气郁和血郁占多数，故王鸿士在治疗肝病时常用行气活血解郁药。

肝病患者善怒，易于损伤脾胃。临床上肝病易见肝胃不和，出现食

而不化、脘闷腹胀、食后加重等肝郁脾虚证候。王鸿士认为使用疏肝健脾药物，特别是理气药，不仅能清除胀满，健脾益胃，而且兼能去热，所谓“治火先行气，气顺火自降”。比如青皮入肝胆二经，为行气化滞必用之品。若气滞兼有气血两虚，法当益气养血为主，少加青皮、木香等，疗效较好。如有肝区疼痛，兼见体胖病属气虚兼有气滞，除用人参、黄芪补气之外，酌加青皮、木香、砂仁等疏气化滞之品，可使补而不滞，相辅相成。王鸿士常用的疏肝理气药物有青皮、陈皮、枳壳、郁金、香附、元胡、川楝子、大腹皮、旋覆花、代赭石、木香、乌药等；常用的健胃化湿药物有藿香、佩兰等。

（五）注重脏腑辨证，强调肝胃不和在急慢性肝病中的作用

王鸿士非常注重脏腑辨证在肝病中的应用，认为急性肝炎和慢性肝炎皆可见有肝胃不和症状，但病机不尽相同。前者病处急性过程，多见湿热较盛，邪阻三焦而肝胃不和，故治以清热利湿为主，疏肝理气和胃为辅，清利药用得多而理气和中药用得少。后者多处慢性过程，相对湿热较轻，脾虚气滞不运明显，多为肝胃不和，治以行气化滞、舒肝和胃为主，清利为辅，清热利湿药少而行气化滞、健脾和中药多。病程久暂、虚实盛衰、治疗难易各自有别者，当根据脏腑盛衰、病邪轻重精心辨治。

（六）攻补兼施，灵活辨证以治肝硬化腹水

肝硬化，肝功能失代偿期，出现腹水、腹胀病苦，病情复杂，预后较差，一般治疗较困难。古人通过实践，把本病的预后归纳为“唇黑伤肝、缺盆平伤心，脐突伤脾，背平伤肺，足心平伤肾”等五种绝候，是谓不治之症。根据多年临床观察，王鸿士认为肝硬化病例实证较少而虚证较多。对于肝硬化腹水久治不愈和反复发作的患者，王鸿士多用攻补兼施法治疗。所谓“攻”主要是利水。本病的最大痛苦在于腹水所引起的胀满、尿少，腹水不改善，胀满不得消。因此，消除腹水是减轻胀满的关键。但是消除腹水非单纯地使用利水药一途，应当根据具体患者的“腹水”“臌胀”之病机，辨证论治。比如，水气犯肺型患者，实际上是在腹水基础上，又发生了胸水，水气上犯，肺气壅塞不得下降，

不能通调水道下输膀胱，以致出现小便不利，水湿停聚。治疗不仅要利水为法，还须用麻黄、杏仁、葶苈子开提肺气，并加强利水。腹水消退仅仅是标证的缓解。腹水消退以后的康复和顾本更为重要。部分患者腹水消失后，实验室检查血浆蛋白使用仍然偏低，腹虚气弱成为主要表现，故需用补气养血、健脾渗利之法继续治疗。

（七）多法运用，以求“肝和”

肝为将军之官，主藏血，主疏泄，体阴而用阳，外感湿热疫毒之邪，或内伤饮食七情，都会影响其疏泄和藏血功能。正如沈金鳌在《沈氏尊生书》中所言“一阳发生之气起于厥阴，而一身上下其气无所不乘，肝和则生气，发育万物，为诸脏之生化，若衰与亢，则为诸脏之残贼。”沈氏强调了“肝和”的生理意义，并从病理角度阐述“百病皆始生于气”的要害是肝为残贼，一旦肝病（肝衰或亢）即可贻害于诸脏腑。王鸿士学习沈氏之理论，并认为肝病治疗其法多端，但不外乎“平其亢、补其衰、疏其郁”三法，根本目的在于“以求肝和”。肝脏体阴而用阳，其体为阴，故易阳邪侵袭阴液受灼而致其衰；其用为阳，七情之伤易致其阳亢，故“平亢”“补衰”之法常用。但王鸿士强调“疏郁”之法应贯穿在“平亢”“补衰”之中。正如唐容川在《血证论·脏腑病机论》中所言“木之性主于疏泄，食气入胃，全赖肝木之气以疏泄之而水谷乃化。设肝之清阳不能疏泄水谷，渗泄中满之证在所不免。”王鸿士认为治疗肝病，一要分清肝之衰亢，二要以疏肝为枢机。临床治疗肝炎时，王鸿士以清热解毒利湿、活血化瘀、滋补肝肾为“平亢”“补衰”之常用大法，疏肝理气、疏调脾胃为“疏郁”之常用大法。柴胡、枳壳、青皮、陈皮、香附、郁金、木香、砂仁、川楝子等理气药为常用的臣佐之药。王鸿士认为在肝病治疗中适当使用理气药物，有助于恢复肝主疏泄功能，有助于提高主要药物疗效，以达到“肝和”。

三、王鸿士治疗急性黄疸型肝炎的思想及方法

王鸿士借鉴历代医家治疗“黄疸”的理论和经验，结合自己多年

的临床实践，形成了独特的学术思想和治疗方法，对黄疸的病因、病理论述的极为详尽，对黄疸的预后也找到了一定的规律。王鸿士认为《金匮要略》中对“黄疸之病，当以十八日为期，治之十日以上瘥，反剧为难治。”的认识是很确切的。阳黄多可在一至二周内消退，阴黄则退之较难，而且有可能转变为肝硬化。黄疸整个疾病的发生、发展及预后的根本病机为湿热之邪与人体正气的相互作用。湿热之邪侵入机体，由于人体禀赋强弱不一、感受的外邪有轻重差异，故可表现出复杂的临床症状。经久不愈，正气受损，亦会产生痰、瘀、水等病理产物，痰、瘀、水互结，即出现临床常见的“臌胀”证，其治疗很难用一方一药来解决。根据多年的临床经验，王鸿士形成了运用三焦辨证结合脏腑辨证治疗急性黄疸型肝炎的经验。如下。

（一）急性黄疸型肝炎辨证分型

1. 根据病邪性质及程度，王鸿士将急性黄疸型肝炎分为湿热并重型、湿重热轻型、热重湿轻型及湿热炽张型

（1）湿热并重型。

由于湿热之邪侵犯脏腑的病位不同，又可分为湿热偏于上中二焦和湿热偏于中下二焦。

湿热偏于上中二焦

【主症】黄疸较重，恶心，厌食油腻，口渴，食欲不振，小便短赤，大便秘，舌苔黄厚腻，脉弦滑有力。

【辨证】湿热蕴郁，脾为湿困。

【治法】清热利湿，芳香疏气。

【方药】

茵陈蒿30g　炒栀子9g　酒大黄3g　滑石块15g
藿　香9g　陈　皮9g　蔻　仁4.5g　板蓝根15g
泽　泻12g

湿热偏于中下二焦

【主症】周身发黄，发热，食欲不振，恶心，厌油腻不明显，少腹胀，皮肤发痒，小便短赤，时有溺灼热感及刺痛，舌苔白，脉弦滑

稍数。

【辨证】湿热内蕴，邪气阻于中下二焦。

【治法】利湿为主，兼用清热凉血法。

【方药】

茵陈蒿 30g　炒川柏 9g　炒栀子 9g　瞿　麦 15g
滑石块 15g　通　草 4.5g　丹　皮 9g　车前子 12g（包煎）
竹　叶 6g　地肤子 12g　海金沙 12g

（2）湿重热轻型。

【主症】面目俱黄较前一类型轻，脘腹胀满，小便频数，尿短黄，渴不思饮，食欲不振，身重腿沉，时有浮肿或便溏，舌苔白，脉弦滑数。

【辨证】湿困脾阳，运化失职。

【治法】利湿为主，疏气为辅，兼与清热。

【方药】

茵陈蒿 30g　炒栀子 9g　茯　苓 9g　猪　苓 15g
泽　泻 9g　木　瓜 9g　薏苡仁 30g　川　朴 6g
青　皮 9g　陈　皮 9g　金钱草 30g　车前子 12g（包煎）

若见有舌苔白腻黄垢，有秽浊之气，加芳香化湿之品。

（3）热重湿轻型。

【主症】面目俱黄，口苦口干思饮，脘闷心烦，不思纳食，恶心厌油腻，溲黄，身热，大便干燥，舌苔边白中黄厚，脉弦滑数。

【辨证】湿热内蕴，热重于湿。

【治法】清热为主，佐以渗湿。

【方药】

茵陈蒿 30g　炒栀子 9g　川大黄 4.5g　炒川柏 9g
酒黄芩 9g　板蓝根 15g　天花粉 15g　车前子 15g（包煎）
龙胆草 9g

（4）湿热炽张型（相当于急性肝萎缩）。

【主症】湿热炽张，蒙蔽清窍，或热毒攻入心包，烦躁不安，神识昏迷，腹胀满如囊裹水。

【辨证】湿热炽盛，热毒攻入心包。

【治法】清热解毒，利湿，开窍。

【方药】

茵陈蒿30g	炒栀子6g	川黄连6g	菖　蒲9g
天竺黄9g	莲　心4.5g	云　苓30g	灯心草1.5g
连　翘9g	犀　角6g	川贝母9g	车前子15g（包煎）

局方至宝丹与牛黄清心丸交替使用。

方中川黄连、莲心、连翘苦寒，以苦入心，寒胜热，故能清泻心经之火；犀角咸寒，清心经之热；贝母清心祛痰；菖蒲入心开窍。出现脱证时，可加生脉散。配合局方至宝丹与牛黄清心丸以清热开窍、镇痉安神。

2. 根据黄疸的轻重，王鸿士将急性黄疸型肝炎分为重型和轻型两种

（1）重型：湿热弥漫三焦，且热重于湿。

【主症】黄疸重，恶心，呕吐，厌油，发热口渴，便干，尿赤，苔黄厚而燥，脉弦滑数。

【立法】清利湿热，活血解毒，芳香透表。

【方药】栀子柏皮汤、白虎汤、藿香正气散合龙胆泻肝汤加减。

茵　陈90g	生石膏30g	炒知母9g	炒黄柏9g
藿　香9g	佩　兰9g	鲜茅根30g	杏　仁9g
赤　芍15g	丹　皮15g	泽　兰15g	酒龙胆草9g
六一散9g（包煎）			

【加减】高热（39℃以上）或兼神昏谵语者，加服安宫牛黄散1.2g，分两次冲服；或加服紫雪散3g，分两次冲服；或加服局方至宝丹1丸，分两次服。便秘者加酒大黄9g、瓜蒌15g。

（2）轻型：湿热滞留于上中二焦，且湿重于热。

【主症】黄疸轻，恶心，厌油，时呕，口不干，不思饮，困倦，食后腹胀，大便不干时溏，舌苔白腻，脉滑少数。

【立法】利湿清热，活血芳化。

【方药】茵陈五苓散合三仁汤加减。

茵　陈30g	藿　香9g	云　苓12g	杏　仁9g

生薏苡仁12g　草豆蔻6g　白　芍12g　赤　芍12g
当　归9g　酒黄芩9g　六一散12g（包煎）

【加减】低热者（37～38℃）可加鲜茅根30g、青蒿12g或灯心草1.5g。大便溏，食纳差者加焦白术9g、谷稻芽各9g。

（二）治疗急性黄疸型肝炎的用药特点

1. 清热利湿药的应用

王鸿士认为急性黄疸型肝炎黄疸较重时，其根本病机为湿热内蕴，气机不畅，故清利湿热为治疗急性黄疸型肝炎的首务。因此，王鸿士在黄疸较重的急性期常重用茵陈，茵陈最多常用到120g，取得了较为理想的效果。兼见外感时可用藿香、佩兰、薄荷、白芷芳化清热解表；兼见失眠时可用益元散、酒龙胆草清热利湿安神。

2. 活血化瘀药的运用

王鸿士认为热毒蕴于血分，血行不畅是急性黄疸型肝炎的常见病机，故主张退黄时一定要加活血药，常用的活血药有当归、赤白芍、泽兰、丹皮等，临床观察发现加入活血药后可明显加速退黄。

3. 解毒药的应用

瘀毒内蕴是急性黄疸型肝炎的又一病理特点，因此王鸿士广泛运用解毒药。王鸿士认为急性黄疸型肝炎的解毒药又可分为清热解毒、凉血活血解毒、化痰活络解毒等药，临床要灵活运用。如黄疸退而肝功能（尤指谷丙转氨酶）不好转者，可加清热解毒药，如蒲公英、紫花地丁、板蓝根、石见穿等。急性黄疸肝炎初期肝脾大，多为毒热瘀血所致，当选用凉血活血解毒药，如郁金、丹参、草河车、鲜茅根等。后期肝脾大（指急性期后开始向慢性迁延）多为湿热郁久化痰，痰阻血络所致，当化痰活络解毒，可选用杏仁、橘红、土贝母、土茯苓等。

4. 湿热下注型黄疸的用药特点

临床上还有一些急性黄疸型肝炎患者的黄疸持续不退，辨证为湿热下注，症见尿黄赤灼热、尿频尿痛、大便干、时有发热、舌苔少黄、脉弦数时，王鸿士多以清热利湿、解毒通淋治之法治疗，多选用茵陈蒿汤合八正散加减。其方如下：茵陈60g、酒大黄9g、萹蓄30g、瞿麦15g、酒黄芩9g、赤芍12g、丹皮12g、泽兰15g、金银花30g、木通4.5g、六一散12g（包煎）。

四、王鸿士治疗急性无黄疸型肝炎的思想及方法

中医学里没有对急性无黄疸型肝炎的系统记载，但急性无黄疸型肝炎的表现与湿温、胁痛、肝胃不和等证候极为相近。古代医学文献中有不少类似本病证候及流行特点的记述。如《黄帝内经》提到“燥气流行，肝木受邪，民病两胁胀满且痛”。说明中医早已认识到（无黄疸型肝炎）本病也是有传染性的。《医学入门》提到“肝热则胁必痛”“发寒热似有积块”。这些都说明胁间属于肝，并为认识到肝脾大之存在。又如“肝热病者小便先黄”，以及温病中的“湿郁三焦，脘闷便溏”等，结合历代医家的论述，王鸿士认为湿热是本病发生的主要因素，本病多因湿热外邪所引起，且湿多于热。根据脏腑辨证的规律，王鸿士认为本病可分为如下四型。

（一）脾为湿困型（湿重）

【主症】四肢倦怠，腹泻或便溏，呕逆，脘闷腹胀，不思饮食，小腿酸胀，小溲淡黄，虚恭较多，且下午为著，舌苔白滑，脉弦滑。

【辨证】脾为湿困，运化失调。

【治法】淡渗利湿，佐以芳化疏气。

【方药】

茵陈蒿18g　茯　苓15g　焦白术9g　木　瓜12g
薏苡仁12g　枳　壳9g　青　皮9g　陈　皮9g
川厚朴6g　泽　泻9g　杭白芍12g　苏　梗6g
防　己12g　金钱草15g

（二）阴虚血热型

【主症】四肢倦怠，午后发热，热势不高，手足心热，食欲一般，便溏，溲黄或白，脉弦细稍数。

【方药】

茵陈蒿18g　枳　壳6g　青　蒿15g　鳖　甲15g

地骨皮 15g	知　母 6g	黄　柏 6g	白　薇 9g
杭白芍 15g	生　地 12g	香　附 9g	丹　皮 9g
茅　根 12g			

若向来没有手足心热等症状而湿证明显者，可用白术除湿汤加减。

附：白术除湿汤方

柴　胡	党　参	白　术	茯　苓
甘　草	生　地	地骨皮	知　母

（三）气滞血瘀型（湿热并重）（转氨酶较高、麝浊不高者）

【主症】 四肢倦怠，恶心厌油腻，胸胁痞满，右胁刺痛，腹胀，虚恭转多，大便秘或正常，小便短黄，苔白或黄，脉弦滑有力。

【辨证】 湿热内蕴，气滞血瘀。

【治法】 清热利湿，疏气理血。

【方药】

茵陈蒿 18g	炒栀子 9g	败酱草 12g	枳　壳 9g
青　皮 9g	陈　皮 9g	小　蓟 12g	炒川楝 9g
郁　金 9g	丹　皮 9g	木　香 4.5g	腹皮子（各）12g
金钱草 15g	车前子 9g（包煎）		

待转氨酶正常，可去败酱草、金钱草、小蓟等而酌加活血化瘀之品。

（四）肝胃不和型（热重湿轻）

【主症】 右胁胀痛，脘闷，嗳气吞酸，口干，口苦，有时腹胀，疲倦，烦躁易怒，溲黄，舌苔白腻中黄，脉弦滑有力。

【辨证】 湿热内蕴兼肝胃不和。

【治法】 清热利湿，疏肝和胃。

【方药】

茵陈蒿 30g	败酱草 15～30g	蒲公英 30g	板蓝根 15g
丹　皮 9g	龙胆草 6g	金钱草 15～30g	木　香 6g
青　皮 9g	陈　皮 9g	砂　仁 4.5g	炒栀子 9g
半夏曲 15g	醋柴胡 9g		

对于急性黄疸型肝炎的发病过程，王鸿士认为用“湿得热而益深，

热因湿而愈炽”描写很确切。在治疗上用茵陈蒿汤随症加减，效果比较显著。茵陈蒿汤是以茵陈蒿为主，能清热利湿退黄，合栀子清三焦之火，配合大黄通里泻热，三味药均属苦寒，泄降下行，使湿热之邪从下而降，邪有出路，则黄疸自除。但是，急性黄疸型肝炎在治疗时不宜过用寒凉，若寒凉太过，重伤脾胃，即容易产生变证；如重用寒凉，则必须辅以渗泄，佐以甘平，则湿可除，热可解。常用渗泄之药如车前子、滑石、猪苓、泽泻等。倘湿热之邪在上，有恶心呕吐者，可再加芳香化湿之品，如藿香、草豆蔻、砂仁等。这样，不仅可使症状尽快消退，又能防止苦寒损伤脾胃。

王鸿士认为急性黄疸型肝炎与急性无黄疸型肝炎病因虽同属湿热，但黄疸型的特点为热盛于湿，无黄疸型则湿盛于热，是以治疗急性无黄疸型肝炎时不用苦寒重剂，而用清热解毒、渗湿、理气之法即可收效。肝炎患者多兼见肝胃不和的症状，所以还应当配合一些理气健胃药物。

五、王鸿士对肝硬化（腹水）的认识及治疗学术思想

（一）王鸿士对肝硬化病因病机的认识

肝硬化（腹水）这一名词，不见于祖国医学文献中，但其症状与祖国医学所论述的癥瘕、臌胀、单腹胀、水臌等病候极为相似。《医门法律》论“胀”一证“……凡有癥瘕积块，即是胀病之根，日积月累，腹大如瓮，是名单腹胀”，明确指出本病和癥瘕积块的关系甚为密切，后者由前者发展而来，但病情较前者严重得多。王鸿士认为慢性肝炎常因急性肝炎失治、饮食不节（如饥饱无时、酒茶嗜癖）损伤脾胃或郁怒伤肝等影响而成，此阶段多有湿热缠绵（一般此时湿热邪势相对已减）、气血瘀阻及肝胃不和等证候，又可兼有不同程度的正气虚亏之象。慢性肝炎病势迁延，若能坚持恰当地治疗，大部分可以渐愈，但也有部分患者可能病情恶化演变成肝硬化。

从临床所见，肝硬化成因主要有以下两个方面。

1. 湿热为邪

由于外感湿热之邪，或因饮食不节等伤害脾胃，湿热内生，内外相应，湿热久蓄，困扰脾阳，气机不畅，脾不运化而水湿停聚；湿热蕴郁肝胆，易发黄疸，疏泄不利，气机郁阻，血行瘀滞，气滞血瘀导致脉络滞塞不通，故肝脾大，血脉瘀阻，渐成臌胀。

2. 情志失和

忧思抑郁或暴怒无制最易引起肝郁气滞。肝为藏血之脏，性喜疏泄，若肝失条达，气郁则血行受阻，气结则血瘀成积，久之可致肝络瘀塞肝脾大。另外，肝气横逆更伤脾胃，以致运化失常，水湿停聚，气滞壅阻，血行瘀积，而成臌胀。

王鸿士认为肝硬化腹水是在上述病理基础上进一步发生肝、脾、肾三脏气化失常而致，尤其脾运失健、气机升降紊乱与之有极重要的关系。凡五气所化之液悉属于肾，五液所行之气悉属于肺，转输二脏利水生津隶属于脾。脏腑气血调和，各行其职，“气降则水生，水升则气化”，脾肾（肝脾）之气得升，肺胃之气得降，人身生化不息，气血水津得以循道运行。若中气溃败或湿（热）邪困脾，运化不行，升降紊乱，则水湿聚停；加之肾气虚，开阖不利，水湿不得排泄或肺气弱，肃降失职，通调水道无权，即可泛为水臌、胸水或水肿。

总之，肝硬化是以湿热为主的病邪久留不去，以致邪恋正伤，造成脏腑气血失调及正气亏损的疾病。湿邪黏腻，耗气伤阴，影响脾胃运化，脾失健运导致肾气不盛，阴精失充而肝肾阴亏，湿热郁久脾阳不振，又可影响气血，气血生化不足，衰及他脏；或脾肾阳虚，湿从寒化转而形成阴证；热邪性燥伤阴，肝郁化火肝阴也易损伤。脾气不运、肝肾阴血失充及气血生化不足等正气虚损症状会随着病情加重而逐渐显著，出现虚实相兼的复杂证候，使病情不断恶化。

（二）王鸿士治疗肝硬化（腹水）的学术思想及方法

王鸿士认为肝硬化治疗在早期力求恢复肝脏功能，中晚期以改善症状为主要目标，辨证论治。

1. 清除湿热余邪

湿热困阻脾胃或蕴郁肝胆不解，常会出现腹胀纳少、二便不畅，或有黄疸，或出现蜘蛛痣及出血点。血清转氨酶异常，胆红素或可增高，肝炎协同抗原（即乙肝表面抗原）部分可呈阳性等。此时邪恋正虚，湿热蕴毒波及血分，治疗当以清热利湿、凉血解毒为主，健脾益气为辅。常用药物有茵陈、龙胆草、栀子、金钱草、板蓝根、蒲公英、丹皮、茅根、小蓟、败酱草、鱼腥草、寒水石、茜草、白芍等。若肝肾阴虚需滋补肝肾，脾肾阳虚宜温补之，血瘀明显加用活血化瘀之品。

2. 调理气血

疏散郁结、调理气血在本病治疗中占有相当重要的地位。

（1）肝硬化常见肝脾大、食管静脉曲张、腹壁青筋暴露，或有腹水、舌质瘀暗等气滞血瘀脉络阻塞之象，必须以软坚化瘀为治，常用药物如桃仁、红花、鳖甲、牡蛎、三棱、莪术、穿山甲、马鞭草等。疏肝行气药可增强活血通络药物的功效，并有一定软肝脾的作用。然本病虽有气滞血瘀，却又常见气虚或气血两虚症状，出现腹水时虚证更为明显，故常配合生黄芪、党参、当归、首乌、枸杞、女贞子、阿胶、白芍等补虚药。

（2）湿热缠绵、饮食劳倦或肝气横逆郁而化火皆会造成脾胃损伤，出现肝热刑脾或肝胃不和的症状，如胸闷胀满、两胁作痛、食欲不振、纳食不消、恶心嗳气、腹胀泄泻、善怒郁闷诸证。常言“气顺火自降，治火先治气”，以疏肝理气、祛湿健胃为法可行气消胀，兼能清降，有助于肝功能的恢复。祛湿健胃（脾）可用藿香、佩兰、川厚朴、蔻仁、砂仁、云苓、苍术、焦三仙、谷稻芽等，疏肝理气有青皮、陈皮、香附、郁金、元胡、枳壳、炒川楝、大腹皮、香橼、乌药等。

3. 扶正补虚

（1）湿热久羁，肝阴耗伤，或脾虚肝火旺，皆可导致肝肾阴虚、阴虚血热及心肾不交诸候。常见症状如劳则胁痛、心烦口干、多梦失眠、眩晕耳鸣、心悸气短、腰背酸楚、肝掌、蜘蛛痣。治疗中加用滋补肝肾的女贞子、枸杞子、五味子之类，诸症可减轻，肝功能可逐渐恢复正常。若治疗女性患者，有时需适当加强药物活血化瘀之力，以助肝功能恢复。慢性肝炎肝硬化，时见转氨酶及麝絮、脑絮同时增高，治疗过程中有时用清、渗、凉、解法血清转氨酶等下降但麝浊、麝絮等上升，若投滋补肝肾之剂麝浊、麝絮等下降而血清转氨酶又复升高诸矛盾现象。此时须分清虚实主次而定，如转氨酶明显增高但麝絮等轻中度异常，则应以清热渗湿、解毒凉血为主，稍加滋补肝肾之品，可使肝功能逐渐全面恢复正常；反之，又应以滋补肝肾为主，稍加清热解毒、凉血渗湿药方可获效。

（2）肝虚脾弱，气血不足，容易出现神疲倦怠、气短懒言、面白少华、消瘦贫血、皮肤干燥，或有浮肿、纳少胃呆、舌淡脉弱，血浆蛋白低下、倒置、血小板及白细胞减少等症状，治以补气健脾养血为法，可改善诸症，增加血浆蛋白，并可改变白、球蛋白比例倒置现象。主要药物有生黄芪、党参、当归、白芍、熟地、阿胶、紫河车、女贞子、首乌等，阴虚明显者可加鳖甲、龟板，阳虚明显者可加鹿角胶，血小板减少者尚需酌加凉血止血之品。生黄芪是补益气血的主药，其有补气健脾及直接补气血作用，脾运健旺，气血得充，则能调动脏腑功能，祛瘀生新，利水消肿。在辨证施治基础上大量使用生黄芪效果尤为显著，剂量可为150～180g，但湿热过盛者不宜应用。

在肝硬化腹水阶段（即肝硬化晚期），王鸿士认为必先消除腹水，这是鉴别病情及减轻胀满痛苦症状的关键。消除腹水绝非单纯地使用利水药物，而应审病求因，分清虚实，针对腹水发生的病理实质辨证施治，根据不同类型予以相应治疗方法，如健脾利水、滋阴利水、活血利水、宣肺降气利水等，标本同治。如脾虚引起腹水者，须以补气健脾为主，利水为辅，腹水即可见消；如脾虚湿困，中焦气机不畅者，应健脾利湿理气，疏通中焦，气化水行而腹水可消；如肺气闭塞则须宣肺降气，肺为水之上源，“开鬼门，洁净府”，肺气宣方可通调水道下输膀胱。在药物运用方面，健脾利水多运用大量生黄芪之类；血瘀引起腹水者多选用三棱、莪术等，常用至15～30g；宣肺利水必用麻黄，一般用量不过4.5g，王鸿士认为此药不宜多用或久用，晚期肝硬化虚弱甚者多用会引起发热。另外，应随证配合疏气活血软坚化瘀、补益气血滋补肝肾、健脾渗湿或清热渗湿凉血解毒诸法。腹水伴有发热时，应辨别内外及时处理，倘为外感所致宜先解表后治里，倘系阴虚引起又当养阴清热利水消胀同时进行。腹水消退为标证解除，但湿热及气滞血瘀以及脏腑失调等病理基础还存在，肝功能检查多仍异常，必须继续治疗，逐渐予以纠正；只有肝脏功能得以恢复、改善，疗效才能巩固。总之，肝硬化腹水虚中夹实为多，然湿热邪势嚣张、气机不畅者也有可能急剧发展成为本病，辨证审慎不可大意。

第二节　王鸿士肝病函诊医案及思路解析

一、慢性肝炎

（一）慢性乙型肝炎

医案1

尊敬的王教授：

您好！向您老人家及全家拜年。

有幸在1981年8月7日的《工人日报》第二版中看到介绍您老人家的“辨证施治，用当通神”的报道，心情十分快慰，我本来当即决定给您老人家写信，一方面表示祝贺，另一方面向您求医，考虑到您老人家工作那么忙，不应该给您老人家添麻烦，几次提笔都未写成。今天是新春佳节，我还是趁闲冒失地给您老人家写了这封信，向您求医。敬请原谅我的冒失吧。

我姓付，男性，现年39岁，身高1.65米，体重65公斤。20年前入伍时是以甲等体况录取的。父母身体健康，一兄、二姐、三弟的身体也很健康。我小时患过夜盲症。1968年结婚，有二儿一女，爱人身体也是健康的。

1971年夏，我偶然感觉体乏求医，医生诊断为钩虫病，打虫后多次复查大便孵化检查，均为阴性，但体乏症状一直未消失，后医生诊断为慢性肝炎。至今有11年了。

从体格外表看，别人都认为我的身体是健壮的，但我自己则感觉我的身体是外强中干。11年来，我多方求医，长期治疗，总是不能痊愈。

历年来都要进行多次检查、化验。结果是：心、肺都是正常，肝脾正常，偶然有肝大0.5～1cm，血液检查肝功能，转氨酶也基本上在正常范围内，偶然有转氨酶偏高现象，但HAA（澳抗）多次检查均为阳性（医师说是乙型肝炎）。超声波检查结论为肝区炎症波形、肝区见较密微小波、波活跃、较密集微波等。11年来未住过医院，也未长期病休过，一直能坚持工作。目前的主要症状是：体乏虚弱，经常有周期性的肝区隐痛，不能搞重体力劳动，有轻度神经衰弱（表现为入睡时较容易，但下半夜三四点钟睡醒后再不能入睡，精神兴奋），苦凉怕热，夏天总是汗流浃背，冬天穿衣正常的情况下稍一活动或走路稍快就出现汗流，如果不经心一脱衣就会在2～3分钟内发生感冒，喷嚏不断。食欲一直较好，不厌油腻，反之受不住饥饿，隔天不吃肉就心慌。还有一个反常现象我一直未向医生诉说过，从1972年起性功能明显下降，性欲不旺，性生活时阴茎不易勃起，即使勃起也是举而不坚，坚而不久，常常早泄（在1分钟内）。因考虑到是肝病所致，未在此下功夫治疗。多年来治疗以中药为主，西药为辅。由于效果不佳，近两年来有些丧失信心，听之任之。自从看到了介绍您老人家“辨证施治”的报道后，得知您老人家在治疗肝炎方面有特别丰富的经验，增强了我求医的信心，我想我还年轻，还能多为国家做点贡献。根据目前的体质和病情，只要治疗得当，身体还是可以恢复健康的，因此这么冒失地给您老人家来信求医。恳求您老人家在百忙之中给予指教，并希望根据上述病症给予处方，我愿服药一试。我一定要发奋努力地加倍工作，以实际行动报答您老人家对我的关怀和爱护之情。

不当之处，敬请指教。

此致

衷心的感谢！

患者　付某

1982年1月26日

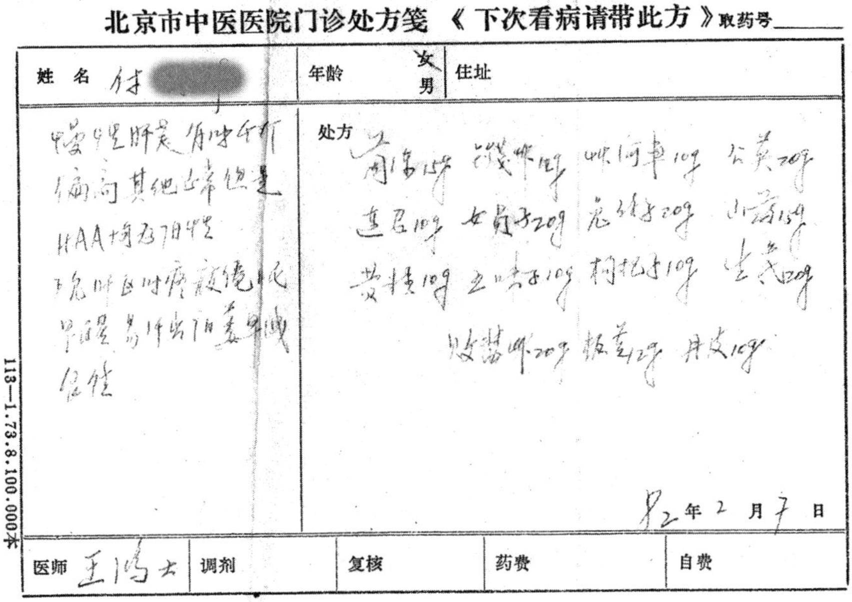
北京市中医医院门诊处方笺 《下次看病请带此方》取药号______

姓名 付[redacted] 年龄 女 男 住址

慢性肝炎 有时GPT偏高 其他正常 HAA为阳性 现肝区时疼 疲倦 眠早醒 易汗出 阳萎早泄 食佳

处方 茵陈15g 金钱草12g 草河车10g 公英20g 连召10g 女贞子20g 菟丝子20g 山药15g 黄精10g 五味子10g 枸杞子10g 生芪20g 败酱草20g 板蓝12g 丹皮10g

82年2月7日

113—1.73.8.100.000本

医师 王鸿士 调剂 复核 药费 自费

【现病史】慢性肝炎，有时 GPT（谷丙转氨酶）偏高，HAA 为阳性，其他正常。现肝区时疼，疲倦，眠早醒，易汗出，阳痿早泄，食佳。

【处方】

茵　陈 15g	金钱草 12g	草河车 10g	蒲公英 20g
连　翘 10g	女贞子 20g	菟丝子 20g	山　药 15g
黄　精 10g	五味子 10g	枸杞子 10g	生黄芪 20g
败酱草 20g	板蓝根 12g	丹　皮 10g	

王鸿士

1982 年 2 月 7 日

【思路解析】本案患者患有慢性肝病多年，肝功能时常波动，目前以疲倦乏力、肝区时痛、多汗、阳痿早泄为主要表现，为湿热疫毒之邪入侵，湿热内蕴，脾胃虚弱，病程日久，湿热之邪耗伤肝肾之阴，以致肝体失养，肝肾阴虚。病情以虚实夹杂，正虚邪恋，疫毒胶结，病情迁延难愈为特点。治疗以利湿解毒、健脾益气、滋补肝肾为法。方中茵陈、金钱草、草河车、蒲公英、连翘、败酱草、板蓝根清热解毒利湿，以除内蕴之湿热；生黄芪、山药健脾益气除湿，固护中州脾胃之本；女贞子、菟丝子、黄精、枸杞子补益肝肾，滋水涵木。诸药合用以达扶正祛邪、清补兼施之目的，祛邪不伤正，扶正不留邪。

医案2

王鸿士教授：

您好。在我们全家为我那7岁半的儿子患乙型肝炎长期多方治疗无效而着急的情况下，看到8月7日《工人日报》刊登的您“辨证施治，用当通神”的文章，我们全家满怀信心，故在百忙中打扰您，望您救救我的孩子。

我在三线军工系统工作，求医较难，但还是在孩子患病的1年零7个月中花费了不少时间和精力。在患病8个月治疗无效的情况下，我们于1980年8月将孩子送到武汉市第一人民医院住院治疗。住院期间完全使用“贯众”“茵陈”两种针剂，历经5个疗程135天的治疗，检查结果由阳性转为阴性，GPT由720U/L下降到160U/L。出院后继续服用“肝炎2号”“茟茵茶”，但目前孩子的GPT又上升至341U/L，按医生处理，换服“肝泰乐”，注射肌苷，现在孩子除大便1天1次外，其他均与南京中医学院附属医院病历所述相同。

今随信寄1981年8月21号化验报告单和病历各一张。望请您诊治为盼。

敬爱的王鸿士教授，我们在深山老林的三线工厂衷心地祝您长寿。

此致

敬礼

袁某，刘某

1981年9月10日

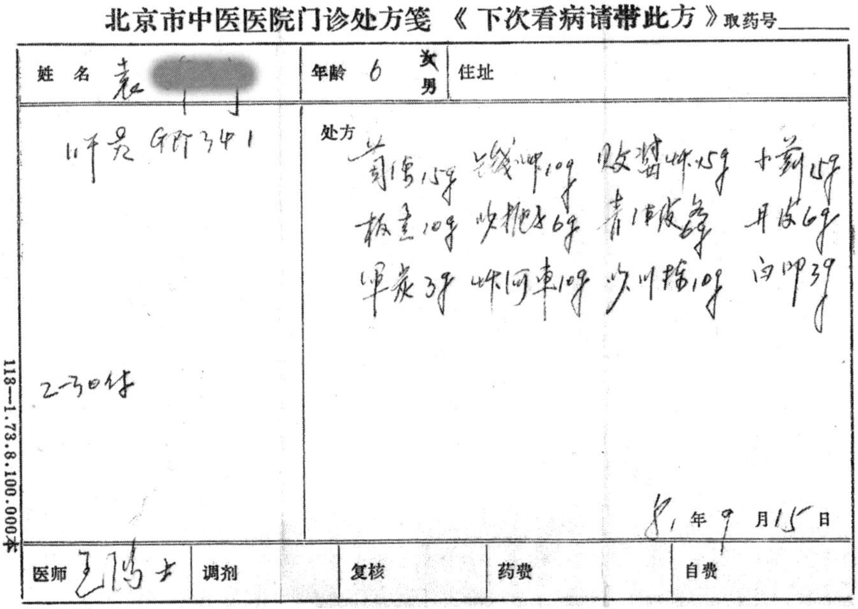
北京市中医医院门诊处方笺 《下次看病请带此方》取药号______

姓名 袁[redacted] 年龄 6 女男 住址

肝炎 GPT 341

2-30付

处方 茵陈15g 金钱草10g 败酱草15g 小蓟15g
板蓝根10g 炒栀子6g 青陈皮各6g 丹皮6g
军炭3g 草河车10g 炒川楝10g 白蔻3g

81年9月15日

医师 王鸿士 调剂 复核 药费 自费

118—1.73.8.100.000本

【现病史】肝炎，GPT 341U/L。

【处方】

茵　陈 15g	金钱草 10g	败酱草 15g	小　蓟 15g
板蓝根 10g	炒栀子 6g	丹　皮 6g	青陈皮（各）6g
军　炭 3g	草河车 10g	炒川楝 10g	白　蔻 3g

2～30 剂

王鸿士

1981 年 9 月 15 日

【思路解析】本案患儿虽患肝病多年，但目前症状以转氨酶升高为主，其病机以湿热内蕴为主，“湿得热而益深，热因湿而愈炽”，湿热之邪如油裹面，缠绵难愈，王老仍按急性肝炎治疗，用茵陈蒿汤加减，茵陈蒿、金钱草、败酱草、草河车、板蓝根清热利湿退黄，合栀子清三焦之火，配合大黄通里泻热，诸药苦寒泄降下行，清泄郁热，通利湿邪，使邪有出路，湿热之邪从下而降，则湿可除，热亦解。小蓟、丹皮清热凉血，使血不妄行，青陈皮、炒川楝子疏肝理气，亦有木郁达之之意，稍佐白豆蔻以芳香化湿，防止苦寒损伤脾胃，以防止腹胀、腹痛、腹泻等症状的发生。本案取法于急性肝炎的治则，以清热解毒利湿之法急则治其标。

医案3

尊敬的王鸿士教授：

您好，首先向您问安。

我从1981年8月7号《工人日报》二版看到一篇题为“辨证施治，用当通神”的文章，介绍了您治疗肝炎的宝贵经验，当时很想给您写信求医，又恐打扰，几欲提笔又止。今实无奈，只好去信求您将我从病魔中解救出来。下面将我的病史及现状向您汇报。

本人现年33岁，男，在铁路局工作。于1980年4月，由于因某事一时着急上火，加之生气，初时觉得恶心，欲吐又吐不出，手脚心发热，身上无力，怀疑肝病。经化验肝功能结果是：TTT（麝香草酚浊度试验）8U、TFT（麝香草酚絮状试验）24小时（++）、GPT 340U/L。医生诊断为甲型急性病毒性肝炎。住院疗养半年后基本恢复正常。这段时间主要用的药是：静脉注射葡萄糖加肌苷，肝乐、辅酶A、垂盆草冲剂。

但万万没有想到我的爱人不能体贴我的身体，由于达不到她的某些要求，她狠心地把2岁的孩子扔给我另求新欢了。由于经常生气，去年里我初愈的病体又遭摧残。我们离婚后，我的心情总算落了地，今后有治病的条件了。

我认为自己还年轻，正是为党为人民出力的时候，所以自1980年年底疗养回来后一直坚持工作。但目前身体不能做主，有时感到全身乏力，手脚心发热。肝区从初病至今很少痛过，肝也不大，近日化验肝功能结果：TTT 7U、TFT 24小时（+）、GPT 360U/L。从3年病史来看，转氨酶经常高，仅疗养时才降下来，其他项目大都接近正常。原因也是明显的，就是爱人不体贴，老打架生气所致。

敬爱的王教授，我现在又要上班，又要照看小孩，幸而我的老人还能暂时帮我一下。我的困境您老人家能想象到的。恳请您能在百忙中考虑下我的病情，该如何用药，我热切地盼望用了您的药或药方，早日恢复健康。

向您保证，我将用实际行动，投身四化，来报答您老人家的恩德，热切盼望您的回音。

祝您健康长寿！

患者：孙某

1983 年 3 月 10 日

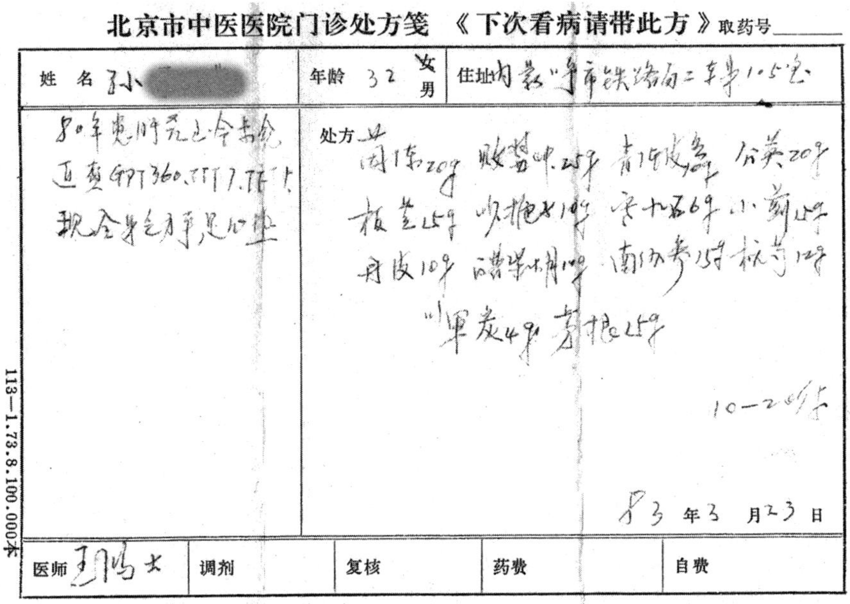

北京市中医医院门诊处方笺 《下次看病请带此方》取药号

姓名 孙[redacted]	年龄 32 女 男	住址 [illegible]

80年患肝炎至今未愈
近查GPT360、TTT7、TFT(+)
现全身乏力手足心热

处方：
茵陈20g 败酱草25g 青陈皮各10g 公英20g
板蓝15g 炒栀子10g 寒水石6g 小蓟15g
丹皮10g 醋柴胡10g 南沙参15g 杭芍12g
川军炭4g 茅根15g

10-20付

83 年 3 月 23 日

医师 王鸿士	调剂	复核	药费	自费

113—1.73.8.100.000本

【现病史】1980 年患肝炎至今未愈，近查 GPT 360U/L、TTT 7U、TFT 24 小时（+），现全身乏力，手足心热。

【处方】

茵　陈 20g	败酱草 25g	蒲公英 20g	青陈皮（各）10g
板蓝根 15g	炒栀子 10g	寒水石 6g	小　蓟 15g
丹　皮 10g	醋柴胡 10g	南沙参 15g	杭　芍 12g
川军炭 4g	白茅根 15g		

10 ~ 20 剂

王鸿士

1983 年 3 月 23 日

【思路解析】本案患者患肝炎 3 年未愈，近期肝功能波动，全身乏力，手足心热，当为慢性肝炎急性发作，患者湿热疫毒之邪蛰伏体内，留恋不去，邪从热化而弥漫三焦，阻滞气机，耗气伤阴，急则治其标，以清热祛湿、凉血解毒治标为先，兼以养阴疏肝、调养正气为辅，方用茵陈、败酱草、蒲公英、板蓝根、寒水石，清热利湿、泻火解毒，驱久滞之湿热邪气；炒栀子清三焦之浮火，小蓟、丹皮、白茅根清热凉血解毒；大黄炭通里泻热解毒；醋柴胡、青陈皮疏肝理气、调理肝脾；南沙参、杭白芍滋阴生津、清热凉血、养血柔肝，以防湿热之邪蕴久伤阴，为固护正气而设。本案为标本兼治之法，但以祛邪治标为主，养正治本为辅。

医案4

王教授同志：

你好。我姓白，男，45岁。我在1981年8月7日《工人日报》上看到刊登一篇“辨证施治，用当神通”的报道，当时我感到我患了两年之久的肝病有救了。经过几次住院，多方治疗，我的肝病仍未见好转，使我还在痛苦之中，今日我怀着万分感激的心情，写信向你求救。恳切希望你能够给予治疗。现把病情介绍如下。

我的病从发现到现在已有两年3个月了，经住院定为：慢性活动性肝炎。最近检查结果：黄疸指数14U（两年来黄疸指数总是在8～20U之间上上下下波动，从未正常过），麝香草酚浊度7U，转氨酶16U/L，总蛋白74g/L，白蛋白42g/L，球蛋白32g/L（蛋白两年多来也从未正常过）。尿黄，舌苔白腻，口干、黏，大便基本正常。两眼圈发黑，头晕目眩，面色发暗。两足跟站立行走感到痛。肢体沉重，腰部经常疼痛。睡眠不好，有时一夜只能睡眠2～3小时。心内烦躁，两手心发热。

麻烦王教授能从百忙工作中给予开方治疗，本人万分感激。

两年多我见到很多肝炎患者，其症状都不一样，但我觉得我的肝炎比别的肝炎病都特殊，其中黄疸总治不下去就是一个特殊的表现，根据我介绍的病情，也希望王教授能够分析一下我是哪一类型。

此致

敬礼

白某

1982年2月25日

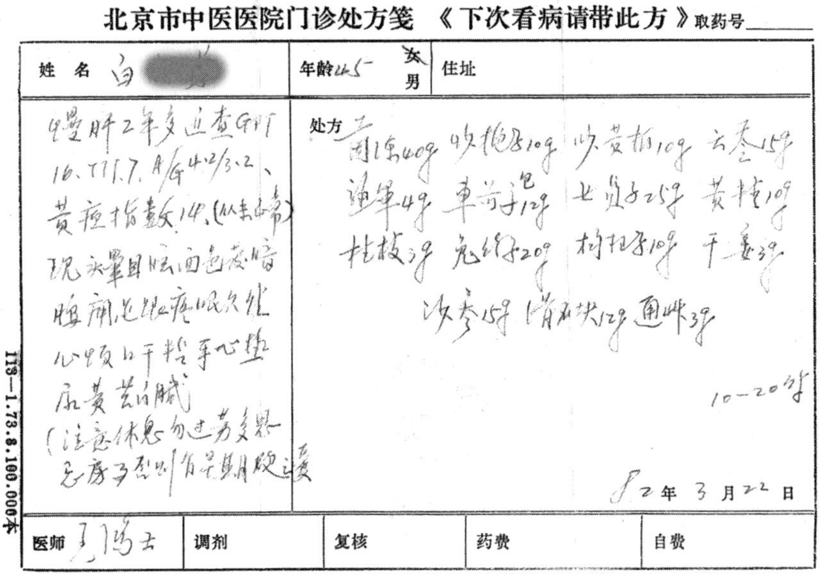

北京市中医医院门诊处方笺 《下次看病请带此方》取药号

姓名 白[redacted]	年龄45 女 男	住址
慢肝2年多近查GPT 16、TTT 7、A/G 4.2/3.2、黄疸指数14（从未正常）现头晕目眩面色发暗腰痛足跟痛眠欠佳心烦口干黏手心热尿黄苔白腻（注意休息勿过劳多思忌房事否则有早期肝硬化之忧）	处方 茵陈40g 炒栀子10g 炒黄柏10g 云苓15g 熟军4g 车前子12g包 女贞子25g 黄精10g 桂枝3g 菟丝子20g 枸杞子10g 干姜3g 沙参15g 滑石块12g 通草3g　10—20付　82年3月22日	
医师 王鸿士	调剂　复核　药费　自费	

113—1.73.8.100.000本

【现病史】慢性肝炎 2 年多，近查 GPT 16U/L，TFT 7，A/G 4.2/3.2，黄疸指数 14U（从未正常），现头晕目眩，面色发暗，腰痛，足跟痛，眠欠佳。心烦，口干黏，手心热，尿黄，苔白腻。

【处方】

茵　陈 40g	炒栀子 10g	炒黄柏 10g	云　苓 15g
熟　军 4g	女贞子 25g	黄　精 10g	车前子 12g（包煎）
桂　枝 3g	菟丝子 20g	枸杞子 10g	干　姜 3g
沙　参 15g	滑石块 12g	通　草 3g	

10～20 剂

嘱：注意休息，勿过劳多思，忌房事。否则有早期肝硬化之忧。

王鸿士

1982 年 3 月 22 日

【思路解析】本案患者患慢性活动性肝炎 2 年零 3 个月余，仍小便黄，舌苔白腻，口干黏，为湿热疫毒之邪未清，蕴结于中焦，脾湿不流，郁热所致。湿热之邪最易耗伤肝肾阴液，导致肝肾阴津不足，故患者出现头晕目眩、手心发热、面色发暗、眼圈发黑、足跟疼痛等症状。心阴失养则心神不宁、失眠多梦。本病病机在于湿热瘀滞、肝肾阴伤，故治疗首先清火邪、利小便，以清热利湿、滋养肝肾为法。方中茵陈配栀子、滑石、通草使湿热从小便而出；茵陈配熟大黄使瘀热从大便而解；车前子、茯苓以健脾除湿；女贞子、黄精、枸杞子、北沙参、菟丝子滋养肝肾；炒黄柏清热、燥湿，清泻肾中浮火。慢性肝病缠绵难愈多因湿邪为患，湿为阴邪，非阳气无以温化，然用温阳之品又恐助热，故王老在大剂清热除湿之品中，加用少量桂枝、干姜以助湿邪之温化，防苦寒之品过用而伤阳。

医案 5

尊敬的王教授：

1 年前我在报纸上看到了您关于治疗肝炎三种类型的三种方法即 1～3号，那时我也得了肝炎病，思想压力很大，我想给您去封信治疗我的病，可惜的是当时因种种原因未能给你联系上。今天我想给您去信把我的病情给您介绍一下，能否给个药方或药？至于邮费、药费等由我负担，以后我必重谢。

我是 1976 年患肝炎病的，那时治疗一年多病情基本清除。现在又犯了，这次我失望了，对治疗好我的病失去了信心，只有求您这一线之路了。求您无论如何给我治病！救救我，给我第二次生命吧！

我现在的病情是这样的：腹胀、两胁胀，脸黄、眼睛黄，吃饭后胃胀满，四肢无力，尿色黄，大便干，有时腰酸无力。基本情况就这些。最近化验情况是：超声检查偶见小波，血红蛋白 135g/L，白细胞计数 9.15×10^9/L，淋巴细胞 0.32，尿胆原 1∶20，胆红素（－），尿胆素（－）。化验肝功能：黄疸指数 7U，麝香草酚浊度试验 11U，转氨酶 120U/L。

现在我用的药有板蓝根肌苷（注射液）、护肝片、食母生、肝荣片，治疗 1 月有余未感好转，所以我很失望。我盼望王教授能给我生活的希望！我现在苦恼得很，我这里缺医少药，医疗条件较差。我盼望有一位老中医治疗，可是这里也没有，所以我求您给我治疗，不知行否？我希望您能答应我的要求。盼望您的佳音。

谢谢王教授。

赵某

1984 年 12 月 1 日

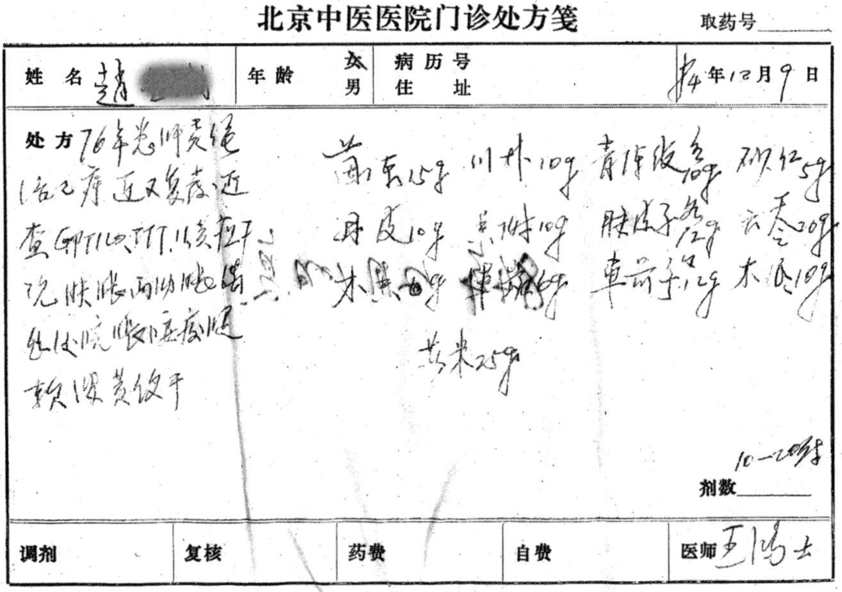
北京中医医院门诊处方笺　　取药号

姓名 赵[redacted]	年龄　女 男	病历号 住址	84年12月9日

处方 76年患肝炎经治已愈近又复发近查GPT120、TTT11黄疸7。现腹胀两胁胀满食后脘胀腰酸腿软溲黄便干

茵陈15g　川朴10g　青陈皮各10g　砂仁5g
丹皮10g　香附10g　腹皮子各12g　云苓20g
木香6g　军炭6g　车前子12g　木瓜10g
苡米25g

10—20剂
剂数

调剂	复核	药费	自费	医师 王鸿士

【现病史】 1976 年患肝炎，经治已愈，近又复发。近查 GPT 120U/L，TTT（麝香草酚浊度试验）11U，黄疸指数 7U。现腹胀，两胁胀满，食后脘胀，腰酸腿软，溲黄便干。

【处方】

茵　陈 15g	川　朴 10g	砂　仁 5g	青陈皮（各）10g
丹　皮 10g	香　附 10g	云　苓 20g	腹皮子（各）12g
木　香 6g	军　炭 6g	木　瓜 10g	车前子 12g（包）
薏苡仁 25g			

10～20 剂

王鸿士

1984 年 12 月 9 日

【思路解析】 本案患者患慢性肝病近 8 年，平素情绪紧张，肝气不舒，现主要表现为胃脘、两胁胀，面色、眼睛、小便黄，腰酸乏力、四肢无力，此为情志不遂，气机阻滞，湿热蕴于脾胃。“瘀热以行，脾色必黄”，故见面色、眼睛、小便黄。湿热困脾，中焦气机不畅，脾胃升降失常而发为胃脘、两胁胀，《脾胃论》曰：“人以胃气为本，胃虚则脏腑经络皆无所受气而俱病”，因此中焦脾胃不足，湿热困脾，脾胃气机不畅是本病腹胀黄疸的根本原因，治疗当以健脾祛湿退黄、疏肝行气消胀为法。然湿为阴邪，重着黏滞，滞留体内，胶着难化；热处湿中，湿热混杂，缠绵难愈，只清热则湿不退，只祛湿则热愈炽，正如叶天士所言："热自湿中而出，当以治湿为本，湿不去则热不除也。"故此时当分解湿热，且以化湿为主，清热为辅，使湿去热除。方中云苓、车前子、薏苡仁健脾利湿，固护脾胃；茵陈、大黄炭清热解毒利湿，使湿热从大便而去；川朴、青陈皮、香附、腹皮子、木香调畅中焦脾胃气机，使气行湿化；木瓜化湿和胃；丹皮清热凉血，行血中瘀滞。此方为王老治疗湿热中阻型黄疸的基本方。

医案6

尊敬的王教授：

您好！

我是一位肝炎病患者，喜读8月7日《工人日报》题为"辨证施治，用当神通"的专访报道，为王教授有精深高明的医术和忘我地为人民服务的精神所感动，也为自己肝病有治好的希望而高兴。高兴之后又发起愁来，打算来北京到贵院就医，既顾虑贵院会不会接受我这一般的患者，又怕无缘见到教授。无奈肝炎病缠身1年多，只好先书面向王教授谈一下我的病情，并向王教授求教，是否可以到贵院就医，或是书面指教我如何向贵院购买肝炎针剂（或其他治肝炎药），还需要了解我哪些病情。请王教授在百忙中给予答复。

本人男，39岁，以前身体健康，无其他病史，是搞技术工作的。于1980年6月下旬开始感觉头晕，胃感到不舒服，食欲减退。当时没有按肝炎病治疗，病情逐渐加重。7月15日开始恶心、呕吐，难于进食、头晕好睡、小便赤黄。7月21日确诊为急性黄疸型肝炎，住院治疗，治疗一个阶段后病情逐渐好转。9月中旬化验肝功能正常，于10月10日出院，又休息两个月至12月15日上班。但是从肝功能逐渐恢复正常时起，我发现我的面部不正常的胖，感到腹部剑突右下方肋缘处胀痛，饭后或坐时间长的时候更为明显，直到现在仍有此感觉。今年2月下旬又感到头晕，右胸有疼痛感，食欲不佳，3月9日化验肝功能，GPT 625U/L，其他项目都正常。3月13日又住院，住院后症状逐渐加重，从4月初开始恶心、呕吐，每天早晨、上午轻，下午晚上重，不想吃饭喝水，至5月中旬以后恶心、呕吐症状逐渐消失，胃口一直不太好。恶心、呕吐重的时候头晕得厉害些。患肝病期间，我经常感到眼球涨痛、发干，今年肝炎复发后右眼巩膜下充血三次，每次都比较重（最近几年每年春来夏初都要充血一次），现在巩膜内仍有黄色斑块。患肝病期间嗅觉特别灵，现在基本正常。最近化验肝功能情况：GPT 460U/L，CCFT（脑磷脂胆固醇絮状试验）（+++），TTT 12.4U，AKP（碱性磷酸酶）12U，白蛋白36g/L，球蛋白26g/L，胎甲球（-）。GPT一直没降下来。根据病情，我适合用几号肝炎针剂或其他什么药物？渴望早日收到您的复信。

此致

敬礼

患者：王某

1981年9月17日

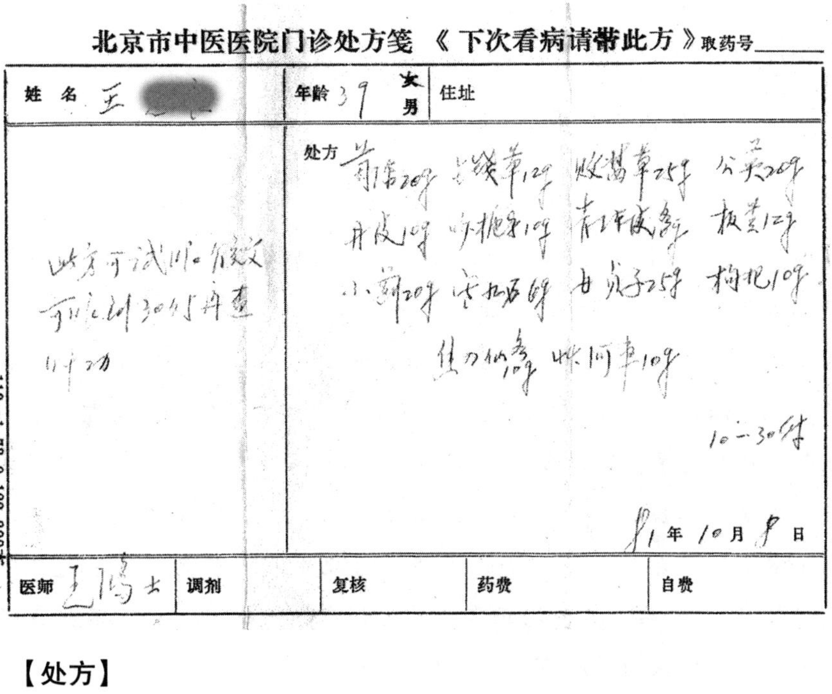
北京市中医医院门诊处方笺 《下次看病请带此方》取药号

姓名 王　年龄 39　女 男　住址

处方

118—1.73.8.100.000本

81 年 10 月 8 日

医师 王鸿士　调剂　复核　药费　自费

【处方】

茵　陈 20g	金钱草 12g	败酱草 25g	蒲公英 20g
丹　皮 10g	炒栀子 10g	板蓝根 12g	青陈皮（各）10g

小　蓟 20g　　寒水石 6g　　女贞子 25g　　枸　杞 10g
草河车 10g　　焦三仙（各）10g

10～30 剂

嘱：此方可试服，有效可服到 30 剂再查肝功能。

王鸿士

1981 年 10 月 8 日

【思路解析】本案患者为一青年男性，平素体质较为强壮，患肝病 1 年余，以持续肝功能波动、小便及面目发黄、胃脘不适、恶心、时有呕吐为主要表现，治疗当用急性黄疸型肝炎的治疗方法，以急则祛邪治标为主、滋养肝肾为辅的治疗法则。方中茵陈、金钱草、败酱草、蒲公英、板蓝根、寒水石、炒栀子、草河车清热解毒祛湿，祛邪外出，为黄疸正治之法；丹皮、小蓟清热凉血，祛血中之瘀滞；焦三仙健脾消食，为固护中州脾胃而设；湿热内阻，气机阻滞，故用青皮、陈皮疏肝理气，行中焦之郁滞；湿热日久，耗伤肝肾之阴，故用女贞子、枸杞养肝肾之阴，防清热利湿之品损耗阴津。本方为标本兼治之法，但以清热祛湿治标为主。

医案 7

王医生：

您好。我在“体育报”上看到您为振兴中医基金义诊的消息，始知您是著名肝病及内科疑难病症专家，是我一直要寻找的救命菩萨。我虽病多年，但一工作就顾不上许多了，甚至连报也很少看（我家只有甘肃日报，消息不灵通）。同志们提议我好好治疗，院领导同意我到任何地方去治疗、住院，为此我才遍访名医，认准了您。请您在百忙中伸出救死扶伤之手，拯救我。

原来我体健，神爽，好动，从无疲倦之感，1966 年生第一胎时，因羊水呛肺，无人护理，小儿夭折，为此生气，常感肝区不适，化验 GPT 200U/L 左右，其余均正常。人生哪有一帆风顺，后稍不如意肝区便不适（中医认为是肝郁）；当时年轻好胜，况素质极好，处处不甘示弱。1977 年又因人流未做干净大出血一次，出血未止即去哈尔滨开会，未得到及时治疗和休息，从此不知何时开始，唾液渐少，舌苔光，继而舌裂，咽干，起初有时也吃几付药，但没当一回事，后来吞咽困难，才发现一点唾液也没有了。1980 年 3 月末又发现小便如浓茶色，经化验认为“急性黄疸型肝炎”，收住医院。1981 年 3 月 30 日又以同病住进兰州陆军总院。第一次住院 3 个多月，第二次住院 4 个多月，均按黄疸肝炎治疗，可是毫无结果。几年来黄染不退，肝脏功能大不如前，周身乏力，皮肤眼睛黄染，小便浓茶色，皮肤逐渐干燥，色由红润变成了黑黄，口中无唾液，舌尖如喷火，干裂难忍，喝点水咽又撕痛，甚至引出很多黏液，我是一个土木结构工程师，离不开图纸，但看图时间一长，眼睛灼痛难睁，平时想哭也哭不出一滴泪来，只感到眼中冒火。

我在几次住院中输液（如 ATP、辅酶 A、丹参注射液等）、打针，中西医保肝治疗，黄疸反而上升，这里医院认为西药没用，看来只能找有经验的老中医治疗了。我去年吃中药也近一年，看来仍无效。

1981 年出院后，我曾去北京医院做了 CT 检查，医生认为有肝硬化可能，但当时兰州陆军总院认为我超声波稀疏，肝质软，不像肝硬化。在贵院也曾在门诊看过中医吃了几付中药（我家在天津远郊很不方便），认为是神经官能症的一种。1980 年至今住了几次院，吃了无数药，但至今也不知是什么毛病，内脏除肝外还没查出什么毛病，但人已面目皆非，似乎自己也认不出自己了。几次住院检查数据、结论均在，只怕您时间宝贵无暇顾及，在此就不赘述了。

口燥咽干者近闻越来越多，但兼有黄疸者还实为少见，我既然知您是肝病及内科疑难病专家，势必对我这怪病会感兴趣，我更是求医若渴，为此恳求您收下我这个患者，住院治疗，要办什么手续也请顺告，谢谢您，再次恳求您！

此致

敬礼

崔某

1985 年 3 月 22 日

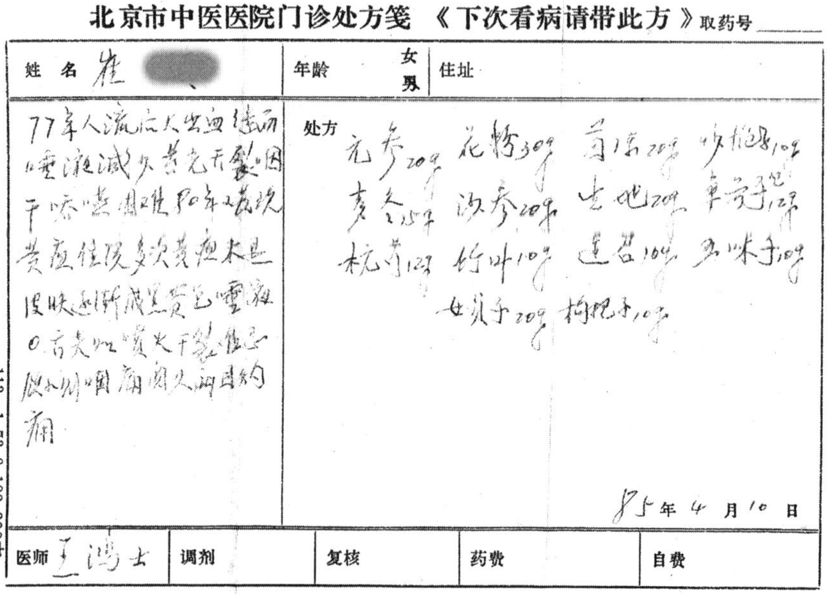

北京市中医医院门诊处方笺 《下次看病请带此方》取药号

姓名 崔 | 年龄 | 女 男 | 住址

处方

85 年 4 月 10 日

113—1.73.8.100.000本

医师 王鸿士 | 调剂 | 复核 | 药费 | 自费

【现病史】 1977 年人流后大出血，继而唾液减少，苔光开裂，咽干，吞咽困难。1980 年又发现黄疸，住院多次，黄疸未退，皮肤逐渐成黑黄色，唾液无，舌尖红，喷火干裂难忍，饮水则咽痛，阅久两目灼痛。

【处方】

元　参 20g	天花粉 30g	茵　陈 20g	炒栀子 10g
麦　冬 15g	沙　参 20g	生　地 20g	车前子 12g（包）
杭　芍 12g	竹　叶 10g	连　翘 10g	五味子 10g
女贞子 20g	枸杞子 10g		

王鸿士

1985 年 4 月 10 日

【思路解析】 本案患者在发病前有较长时间的情志刺激，唾液渐少，舌苔光，继而舌裂，咽干，进而唾液全无，吞咽困难，渐至周身乏力，皮肤眼睛黄染，小便浓茶色，皮肤逐渐干燥，舌尖如喷火，干裂难忍。纵观本案患者发病过程和临床表现，与现代医学的自身免疫性肝病类似，基于当时的医疗条件，也很难做出明确的诊断。其病机在于阴津亏耗，阴中之浮火上炎，导致咽干舌燥，舌干裂而无津，产生一派燥象。脾胃之阴津不足，胃中之虚火逼迫脾之本色外现于肌肤眼目，流于小便，故致皮肤、面目、小便发黄，正如《证治准绳·杂病》所言："阴中伏火，日渐煎熬，血液衰耗，使燥热转为诸病，在外则皮肤皴裂，在上则咽鼻生干，在中则水液虚少而烦渴，在下则肠胃枯涸，津不润而便难。"故治疗当以养阴生津、润燥清热为法。方中重用玄参，养阴生津，启肾水以滋肠胃之燥；麦门冬养阴润肺，益胃生津，清心除烦，亦系能补能润能通之品，引肺气清肃下行，通调水道以归膀胱；生地黄、天花粉清热凉血，养阴生津，补肾水真阴；女贞子、枸杞子养肝肾之阴；杭芍、五味子滋肾，生津，敛阴；茵陈、炒栀子、连翘、竹叶、车前子清上炎之浮火。本案患者虽黄疸较重，但其本为真阴大亏，虚火上炎，治当以养阴生津为主，而慎用利湿耗伤阴津之品。

医案8

王鸿士教授：

您好，您身体健康吗？工作忙吗？

我姓李，男，现年27岁，在校任教。我对于您来说是陌生不过的人，但您对我却不那么陌生。因为您的感人的先进事迹在《工人日报》上载过，而且我附近有位肝炎病患者，曾向您来信求过良方。您在百忙之中为这位普通的农民寄来的药方，使这位肝炎病患者痊愈了。您的贵名、您的事迹，连同这件感人肺腑事情在我们这里广泛地传播着。

王教授，我是位黄疸肝炎病患者，在当地久治不愈，也想麻烦您一下，为我开些良方，现在将我的病情向您叙述如下。

我共患过两次黄疸肝炎病。去年6月一次，经过1个月的诊治，痊愈了。今年9月又犯，在多地久治，但效果不佳。吃上七八付药，全身变黄了，再吃上七八付药，黄还是退不了，甚或有时更黄，有时退些，但退的相当慢，几乎感觉不出来。

这次的病情总的来说比上次重。上次能吃，照常工作，这次简直没有一点力气工作。起初口苦无味，不思饮食，早上多半碗稀饭，中午多半碗汤面，不想吃蒸馍，心里恶心想吐，吃，心里恶心；不吃，也恶心，但从没吐过，舌苔白厚。消化相当差，心烦意乱，精神疲惫，但尿没黄，身没黄，这样持续了一星期多。

在当地诊治，吃了8付药，吃得明显增多了，1天约吃1斤，但喜吃烤的黄干的馍，厌恶蒸馍，因为吃蒸馍口腻，吃不下去。精神也较前好转，但不好的地方是全身逐渐变黄了，眼珠子更黄，小便黄里有白，宛如浓茶水，心里也难受，腹胀不舒，这时我到当地医院做了这次肝功能的第一次化验，化验结果是：黄疸指数24U；碘试验（+++）；高品氏试验（+++）；锌浊度20U；麝香草酚浊度试验18U；GPT 450U/L（检验日期1981年9月19日）。后来诊治大夫主要用退黄的药，还用的葡萄糖、板蓝根及0.1mg B_{12} 注射液。吃了7付中药，前4付吃完更觉身不舒，病情加重，眼睑越发的黄，小便次数不多，色如故，吃完另3付药后，渐觉轻松，但退黄甚微，尿色变化不大。治疗到现在，病情是这样的：口苦无味，晚上咽干，不思饮食，但一天多少能吃六七两，还是不想吃蒸馍，舌苔又渐渐变得白厚，消化也渐差，心口发恶心，腹胀，小便多呈茶水色。全身呈黄色，精神疲惫，四肢无力，性情变得粗暴，常和家人为些小事吵嚷。

王教授，详细病情就是上面所说的，您就在百忙之中抽出点时间，为我这位远方的患者开些良方吧，向我寄来。

王教授，在饮食方面应注意些什么，以后如何保重身体，您也嘱咐我几句吧。

李某

1981年9月27日

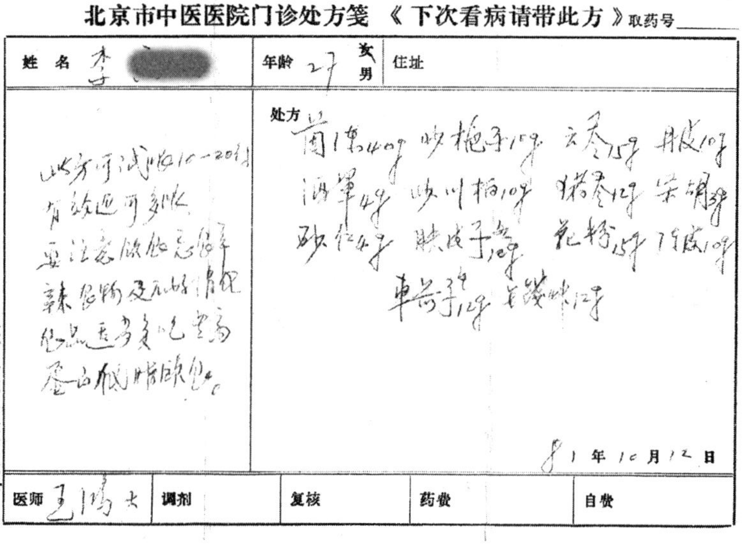

北京市中医医院门诊处方笺 《下次看病请带此方》取药号

姓名 李[redacted]　年龄 27　女 男　住址

处方

81年10月12日

113—1.73.8.100.000本

医师 王鸿士　调剂　复核　药费　自费

【处方】

茵　陈 40g	炒栀子 10g	云　苓 15g	丹　皮 10g
酒　军 4g	炒川柏 10g	猪　苓 12g	柴　胡 3g
砂　仁 4g	天花粉 15g	陈　皮 10g	腹皮子（各）12g
金钱草 12g	车前子 12g（包）		

嘱：此方可试服 10～20 剂，有效可多服。要注意饮食忌食辛辣食物及不好消化食品，适当多吃些高蛋白低脂饮食。

王鸿士

1981 年 10 月 12 日

【思路解析】本案患者为一年轻男性，曾有黄疸性肝炎病史，本次急性起病，以全身皮肤黄染，眼睑、小便黄为主要表现，小便不利，口苦无味，不思饮食，舌苔白厚，当属中医“阳黄”的范畴，此为湿热内郁不得外散，小便不利致水湿不能下行，湿热交蒸，热不得外越，湿不得下泄，湿邪与瘀热郁蒸，外溢于肌肤所致。正如《景岳全书》所言：“阳黄脾湿不流，郁热所致，必须清火邪，利小水，火清则溺自清，溺清则黄自退。”治宜通利大小便、清热利湿退黄。方中重用茵陈，茵陈味苦微寒，有清热利湿退黄之功，为治黄疸之第一要药，本药始载于《神农本草经》，列为上品，主风湿寒热，邪气，热结黄疸。《名医别录》言其“微寒，无毒。通身发黄，小便不利，除头热，去伏瘕。”《本草述钩元》谓其“发陈致新，与他味之逐湿热者殊，而渗利为功者，尤难相匹。黄证湿气胜，则如熏黄而晦；热气胜，则如橘黄而明。湿固蒸热，热亦聚湿，皆从中土之湿毒以为本，所以茵陈皆宜。”故王老治黄疸不论阴黄、阳黄，属寒、属热，茵陈为必用之药。酒军味苦寒，不仅能泻下邪热，又能清泄血分之瘀积。《医学衷中参西录》载“大黄，味苦、气香、性凉，能入血分，破一切瘀血，为其气香，故兼入气分，少用之亦能调气，治气郁作疼。其力沉而不浮，以攻决为用，下一切癥瘕积聚，能开心下热痰以愈疯狂，降肠胃热实以通燥结，其香窜透窍之力，又兼利小便。”故王老常选用茵陈、大黄合用，气血同治，既清利肝胆湿热从小便而去，又取大黄活血祛瘀作用，使瘀热从大便而去，达祛血中之湿邪瘀热以退黄之目的。治湿必利小便，使湿热之邪从小便而出，故用云苓、车前子、猪苓利湿退黄；炒川柏、丹皮、炒栀子、金钱草清热凉血解毒退黄，兼清三焦浮逆之火；柴胡、砂仁、陈皮疏肝理气，理气则湿热之邪易除；腹皮子走胃、肠、脾，降气除湿，泄肺通大肠，消痞除满，和中去湿，与酒军同用，使湿热之邪从大便而出；湿热之邪最易耗伤阴津，故加用天花粉养阴生津。本方为王老治疗阳黄之代表方。

医案9

王医生：

我是浙江省人，男，今年26岁，今年6月8日在县人民医院肝功能血化验结果：黄疸指数30U，凡登白直接、间接阳性，锌浊度试验25U，SGPT 200U以上，诊断为急性黄疸肝炎，我找了当地中医师服中药，打板蓝根等退黄针，然后又打肌苷针约40支，服西药磷酸酯片两瓶（每瓶100片），9月1日肝功能血化验结果：黄疸指数5U，锌浊度试验16U，SGPT试验低于40U，总蛋白71g/L，白蛋白36g/L，球蛋白35g/L，A/G 1.03∶1。王医生，从发病到现在我一直服中药，中间没断过，现在又服乌鸡白凤丸、益肝灵片，可是我现在身体是这样的：小腿酸重，饭后腹胀（在胃一边胀），整个肝部不适，在胃的上沿刺痛，饭只可以吃少量，整个肚子里面打“乱仗”，人觉得一点没有力气，黄色小便，灰黑色大便，大便每天一次。

王医生，我看了《北京市老中医经验选编》，知道您对治疗这方面病有比较丰富的经验，为此来信恳切要求您给我来一个药方，您可能现在工作忙吧？但是为了早日解除我身体上的病痛，还是要求您老人家给诊断一下，开一药方。患这样的病不但痛苦，还影响我工作的开展。最后要求王医生在百忙中回一信。

特此来信

此致

敬礼

李某

1984年9月11日

【处方】

生黄芪15g　　云　苓15g　　女贞子25g　　党　参10g
焦白术10g　　木　瓜12g　　紫河车12g　　腹皮子（各）12g
川　朴10g　　炒鸡内金10g　　薏苡仁25g　　焦三仙（各）10g
砂　仁5g　　青陈皮（各）10g

10～20剂

王鸿士

1984年9月23日

【思路解析】本案患者患急性黄疸型肝炎3个月，经治疗后黄疸和肝功能基本正常，现在主要表现为饭后腹胀，小腿酸重，纳食较少，乏力。患者感受湿热之邪，病情缠绵日久，使脾胃受伤，故而腹胀乏力。脾主运化，为气血生化之源，后天之本；肾藏精，主一身之元阳，为先天之本。在慢性肝病恢复期多为脾肾阴阳俱不足，清·程文囿在《医述·虚劳》中所言："肾气虚者，脾气必弱，脾气弱者，肾气必虚"，故王老治疗本案以健脾益气顾护脾胃为首要法则，兼以补肾气益精髓，稍佐疏肝行气之品。方中生黄芪、党参、焦白术、云苓健脾益气，以养后天脾胃之本；木瓜、薏苡仁祛湿化浊；砂仁、焦三仙、炒鸡内金醒脾和胃、消食化积；女贞子、紫河车补肾气益精髓；腹皮子、川朴、青陈皮疏肝理气、行气消胀。本方健脾益气、补肾填精，先后天同调，是治疗慢性肝炎恢复期的常用方。

医案10

敬爱的王大夫：

您好！祝您身体健康工作顺利一切均好，您于我的来信及药方收到，我吃了14付，效果我感到和头一个药方差不多。您对我的关怀我非常感谢，多次烦您实感歉意，今去信又来烦您，今把我的病状向王大夫汇报一下。

总的说，自从您于我用中药以来病情大有好转，疼痛减轻，食量增加，精神好转，但总是仍在腹部疼痛，右上腹及肚脐右侧严重，消化不良，饭后胀疼加剧，经常在腹部鼓硬包，多数在右上腹及肚脐右侧严重，包鼓得越大疼得越剧烈，大便每天一次，多数是稀便，便里常有黏液，如果大便成块状就看不到黏液，排屁也多，腹部也不鼓包疼痛就轻了，此外，我还有慢性气管炎，咳嗽吐白泡沫痰。敬爱的王大夫，我今又给您寄去您于我寄来的草药方以及我的病情检查，敬请王大夫在繁忙的工作中再来信告知我。

敬请王大夫，如有让我办的事来信，我一定尽力办到。

此致

敬礼

李某

1984 年 8 月 6 日

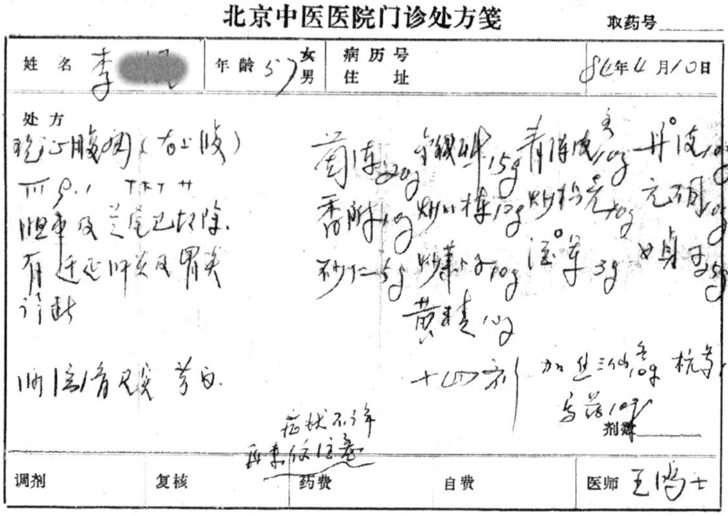
北京中医医院门诊处方笺　取药号

姓名 李[redacted]　年龄 57　女 男　病历号　住址　年 月 日

处方

调剂　复核　药费　自费　医师 王鸿士

【现病史】现证腹痛（右上腹），TTT 9.1U，TFT（＋＋）。胆囊及阑尾已切除，有迁延肝炎及胃炎诊断。脉弦滑尺实，苔白。

【处方】

茵　陈 20g	金钱草 15g	丹　皮 10g	青陈皮（各）10g
香　附 10g	炒川楝 12g	炒枳壳 10g	元　胡 10g
砂　仁 5g	炒莱菔子 10g	酒　军 3g	女贞子 25g
黄　精 10g			

14 剂

王鸿士

1984 年 4 月 10 日

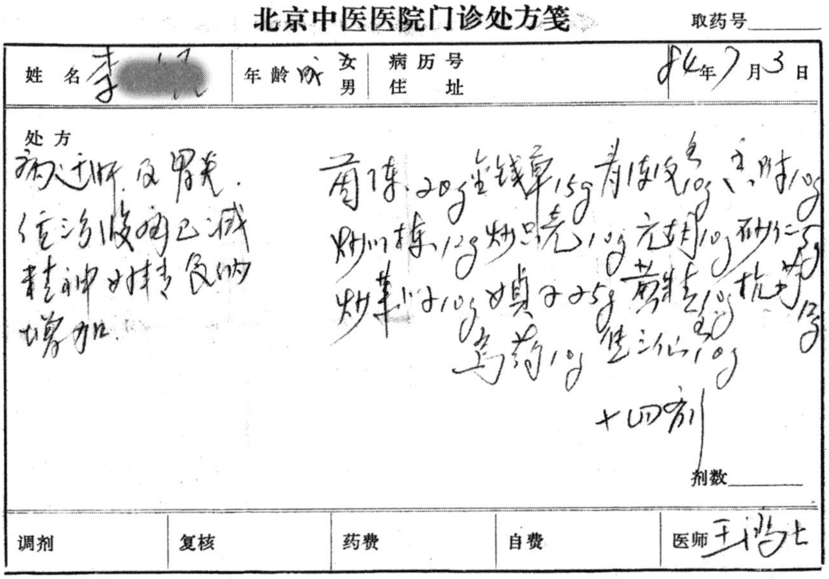

北京中医医院门诊处方笺　　取药号______

姓名 李[redacted]	年龄 成 女	病历号 住址	84年7月3日

处方

病迁肝及胃炎. 经治腹痛已减 精神好转 食纳增加.

茵陈20g 金钱草15g 青陈皮各10g 香附10g 炒川楝12g 炒枳壳10g 元胡10g 砂仁5g 炒莱菔子10g 女贞子25g 黄精10g 杭芍12g 乌药10g 焦三仙10g

十四剂

剂数______

调剂	复核	药费	自费	医师 王鸿士

【现病史】 病迁肝及胃炎，经治腹痛已减，精神好转，食纳增加。

【处方】

茵　陈 20g	金钱草 15g	香　附 10g	青陈皮（各）10g
炒川楝 12g	炒枳壳 10g	元　胡 10g	砂　仁 5g
炒莱菔子 10g	女贞子 25g	黄　精 10g	杭　芍 12g
乌　药 10g	焦三仙（各）10g		

14 剂

王鸿士

1984 年 7 月 3 日

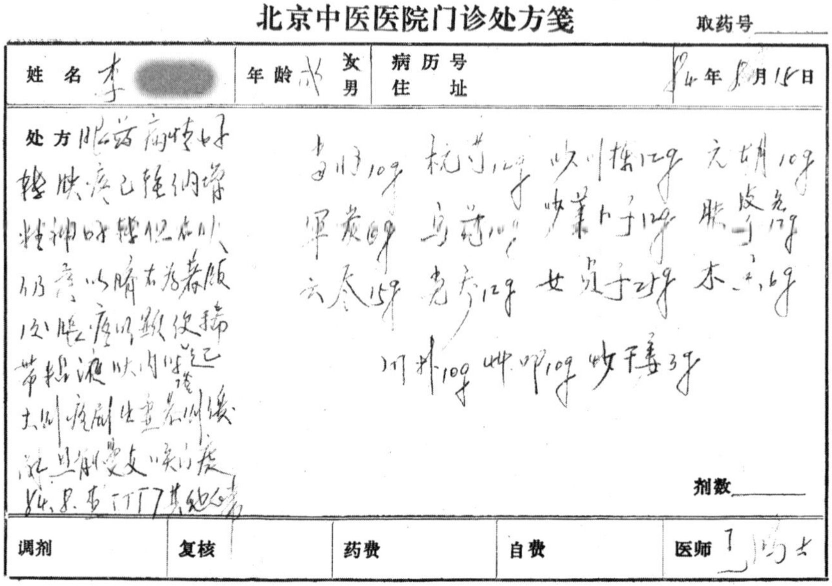
北京中医医院门诊处方笺　取药号

姓名 李[redacted]	年龄	女 男	病历号 住址	年 月 日

处方

剂数

调剂	复核	药费	自费	医师

【现病史】服药病情好转，腹痛已轻，纳增，精神好转，但右腹仍疼，以脐右为著，饭后胀疼明显，便稀带黏液，腹内时疼，起身则疼剧，出虚恭则缓解，且有慢支，咳白痰。1984 年 8 月查 TTT 7U。其他正常。

【处方】

当　归 10g	杭　芍 12g	炒川楝 12g	元　胡 10g
军　炭 6g	乌　药 10g	炒莱菔子 10g	腹皮子（各）12g
云　苓 15g	党　参 12g	女贞子 25g	木　香 6g
川　朴 10g	草　蔻 10g	炒干姜 3g	

王鸿士

1984 年 8 月 15 日

敬爱的王大夫：

您好！两月多没有给您去信，近想王大夫身体健康，工作顺利，一切均好吧。

您给我邮来的药方收到，我吃了 30 多付，感到腹痛又有较轻，上腹部和肚脐两侧鼓包也少了，大便也没有以前稀了，大便里的黏液也没以前多了，慢性气管炎也好转多了，10 月 30 日查肝功能，这里的医生说已正常。但总是胃部疼痛，偏右较重，有时还鼓包，饭后胀疼，消化不良。今又给王大夫邮去您给我邮来的药方及肝功能化验单，敬请王大夫阅览，来信告知我，再如何调治，多次烦您，甚感歉意，敬请王大夫多加原谅。

请王大夫，有事来信，一定办到。

此致

敬礼

李某

84 年 11 月 6 日

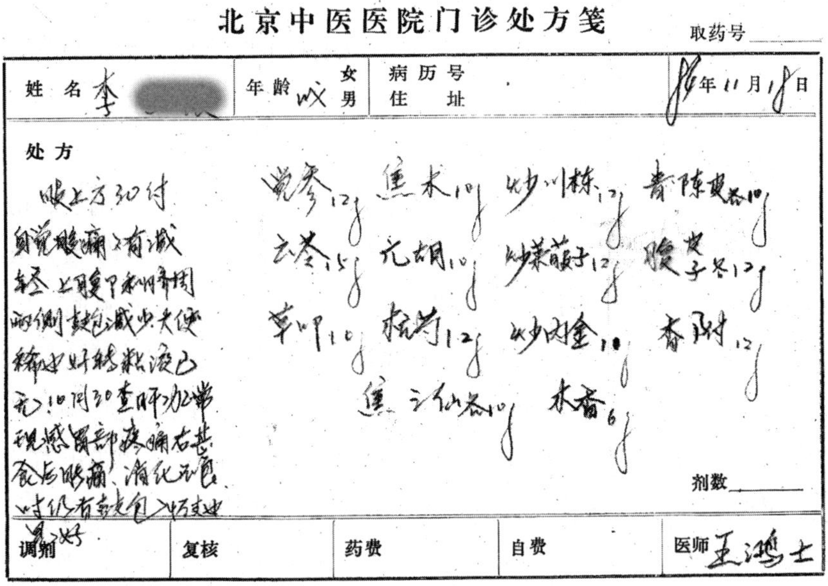
北京中医医院门诊处方笺

取药号

姓名 李[redacted]　年龄　女 男　病历号 住址　84年11月18日

处方

服上方30付 自觉腹痛有减轻 上腹部和脐周两侧鼓包减少大便稀也好转粘液已无 10月30查肝功正常 现感胃部疼痛右甚 食后胀痛 消化不良 时仍有鼓包 慢支也见好

党参12g　焦术10g　炒川楝12g　青陈皮各10g
云苓15g　元胡10g　炒莱菔子12g　腹皮子各12g
草叩10g　杭芍12g　炒内金10g　香附12g
焦三仙各10g　木香6g

剂数

调剂　复核　药费　自费　医师 王鸿士

【现病史】服上方 30 剂，自觉腹痛有减轻，上腹部和脐周两侧鼓包减少，大便稀也好转，黏液已无。10 月 30 日查肝功能正常，现感胃部疼痛，右甚，食后胀痛，消化不良，时仍有鼓包，慢支也见好。

【处方】

党　参 12g	焦　术 10g	炒川楝 12g	青陈皮（各）10g
云　苓 15g	元　胡 10g	炒莱菔子 12g	腹皮子（各）12g
草　蔻 10g	杭　芍 12g	炒内金 10g	香　附 12g
木　香 6g	焦三仙（各）10g		

王鸿士

1984 年 11 月 18 日

【思路解析】本案是一例较为完整的医案，为一慢性活动性肝炎伴有胃炎的患者，胆囊及阑尾已切除，初诊主要表现为右上腹痛，右上腹及肚脐右侧疼痛较为严重，饭后胀疼加剧，大便较稀，伴有黏液。肝病初起多为湿热之邪为患，湿热之邪蕴于中焦，气机阻滞，表现为腹部胀满疼痛。治当以清热利湿，行气导滞为法。方中茵陈、金钱草清中焦脾胃之湿热；青皮、陈皮、香附、炒川楝、炒枳壳、炒莱菔子、砂仁、元胡行气消胀，和胃疏肝，调理肝脾；丹皮、酒军清热凉血，清肠腑之积滞。中焦湿热之邪，侵及下焦肝肾，久留不去，邪恋正伤，导致肝肾之不足，故用女贞子、黄精养肝肾，防湿热之邪，进一步损伤肝肾之阴。二诊时患者精神体力较前明显好转，但仍以右上腹疼痛为主，故加用杭芍、乌药柔肝行气止痛，焦三仙健脾和胃、疏肝化滞，加强固护后天脾胃之力。三诊时患者症状以右腹及脐右疼为主，饭后加重，便稀带黏液，咳白痰，此为脾虚气滞、肝胃不和所致，湿热之邪已不明显，故用党参、炒干姜、云苓、草蔻、木香、乌药益气健脾、温胃散寒，女贞子、当归、杭芍养血柔肝、滋养肝肾，炒川楝、元胡、炒莱菔子、川朴、大腹皮疏肝行气止痛，军炭、槟榔行气导滞，为治大便黏滞而设，诸药共奏肝脾同治之功，易清利为温补。四诊时患者自觉腹痛减轻，上腹部和脐周两侧鼓包减少，大便稀也好转，黏液已无。肝功能正常，仍感胃部疼痛，食后胀痛，消化不良，为中焦脾胃不足，气机不畅而致，故治疗以健脾行气为法。方中党参、焦白术、云苓、草豆蔻、焦三仙、炒莱菔子、炒内金益气健脾，消食和胃；炒川楝、青陈皮、元胡、腹皮子、香附、木香疏肝行气止痛。此为慢性肝病后期调养之法。本案患者的肝病在急性发作期乃湿热为患，故以清利为主，虑其湿热之邪下移伤及肝肾，加用养肝肾之品，至于后期调养，则以固护脾胃为主。

二、肝硬化腹水

医案1

王大夫：

您好，您的身体还好吧！全家也都好吧！

好久没给您去信了，也不知道您现在身体怎么样！大娘身体还好吧！我这两年体质也差了，梅没有什么大病，但小病总也没断，英上医大三年了，这孩子想毕业后再学点病理生理方面的知识，你在医疗界朋友多，请你注意一下，看需要注意哪方面的知识。

另外还有一个事，梅的表哥，肝炎十多年了，经过多方面治疗，还是不见效，前天在我那儿谈了，想吃吃你的中药，下面是他孩子寄的病情。

冯某，男，53岁。1977年1月发现肝硬化。1978年4月出现腹水。腹水出现后，曾多次住院，吃中药治疗，至今腹水未消除，肝区疼痛，肝功能有所恢复，蛋白倒置。现在：满腹腹水，右胸部有水，低热，夜间7~8点在37.2~37.5℃之间。气喘，只能右侧卧，不能左侧卧，仰卧只能一会儿。食欲差，四肢无力，肝已经萎缩，经肝扫描确诊肝硬化腹水（失代偿期），排除肝癌。肝功能差，黄疸指数16U，转氨酶高。用氨苯蝶啶、双氢克尿噻等西药利尿，不能利下来。其他没有发现并发症。

我们天天杂事还是太多，也没机会到那里去，请能谅解。

祝身体好，全家好！

王某

1984年4月3日

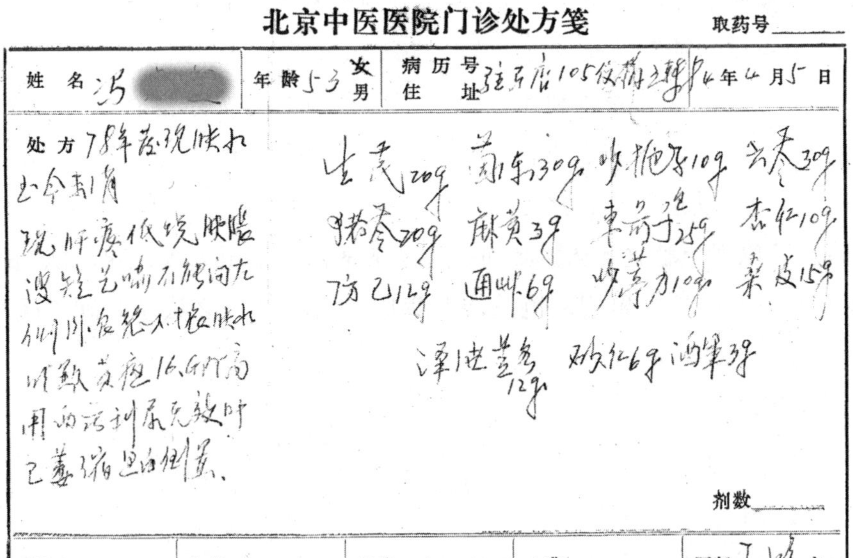
北京中医医院门诊处方笺　取药号

姓名 冯[redacted]　年龄 53　女/男　病历号/住址　84年4月5日

处方

生芪20g　茵陈30g　炒栀子10g　云苓30g

猪苓20g　麻黄3g　车前子（包）25g　杏仁10g

防己12g　通草6g　炒葶苈10g　桑皮15g

泽兰叶12g　砂仁6g　酒军3g

剂数

调剂　复核　药费　自费　医师 王鸿士

【现病史】1978 年发现腹水，至今未消。现肝疼低烧，腹胀溲短，气喘，不能向左侧卧，食欲不振，腹水明显。黄疸指数 16U，GPT 高，用西药利尿无效。肝已萎缩，蛋白倒置。

【处方】

生黄芪 20g	茵　陈 30g	炒栀子 10g	云　苓 30g
猪　苓 20g	麻　黄 3g	杏　仁 10g	车前子 25g（包）
防　己 12g	通　草 6g	炒葶苈子 10g	桑白皮 15g
砂　仁 6g	酒　军 3g	泽泻兰（各）12g	

王鸿士

1984 年 4 月 5 日

【思路解析】本案为肝硬化腹水失代偿期的患者，气喘乏力，不能平卧，低热，食欲差，小便量少，病情较为危重。本案患者最大痛苦为腹水所引起的胀满、尿少，因此消除腹水是减轻患者痛苦的关键。患者气喘，且发生了胸水，为水气上犯，肺气壅塞不得下降。肺气壅塞则不能通调水道下输膀胱，以致小便不利，水湿停聚。因此治疗本病时，在利水的基础上，须开提肺气，以加强利水。本病证之根本在于气虚水泛，因此补气利水又为标本兼治之策。方中生黄芪益气健脾利水；猪苓、车前子、泽泻、防己、通草、云苓利水祛湿；麻黄、杏仁、炒葶苈子、桑白皮开肺气以利水；茵陈、炒栀子、酒军清热祛湿，使湿热之邪从二便而出；泽兰活血利水；砂仁醒脾和胃。本法亦含有“开鬼门，洁净府”之意，麻黄、杏仁、炒葶苈子、桑白皮“开鬼门”，开发上焦，启玄府以遣气也；猪苓、车前子、泽泻、防己、通草、云苓“洁净府”，以泄泛滥之水从膀胱而去也。本案体现了王老攻补兼施法治疗肝硬化腹水的学术思想，也是“开鬼门，洁净府”之法在肝硬化腹水治疗中的灵活运用。

医案 2

王鸿士老先生：

您好！

从北京出版社出版的《北京市老中医经验选编》一书中读到您的大作“臌胀（肝硬化腹水）的辨证施治”一文，使我情不自禁，欣喜若狂。

我是个中年人，但是于1982年9月已是肝硬化腹水患者。虽经多方治疗，但始终不见什么效果，时好时坏。就是目前还是腹胀如鼓，小便短赤尿量少；大便溏稀，日便3～4次；下肢浮肿；饮食量减少，多进则胀，下午更剧。肝功能化验：麝香草酚浊度20U，脑磷脂胆固醇絮状试验（+++），锌浊度20U，黄疸指数14U。

疾病夺去了工作的能力，夺去了健康的欢乐，也夺去了我中年人的壮志，您的经验无疑给了我希望，以及战胜疾病的信心。我恳请您王老医生能够给我以帮助，能够收我入您所在医院住院治疗，谢谢您了。

我急切地盼望您的回音，恳请您能给我好消息。

患者：李某

1985年6月23日

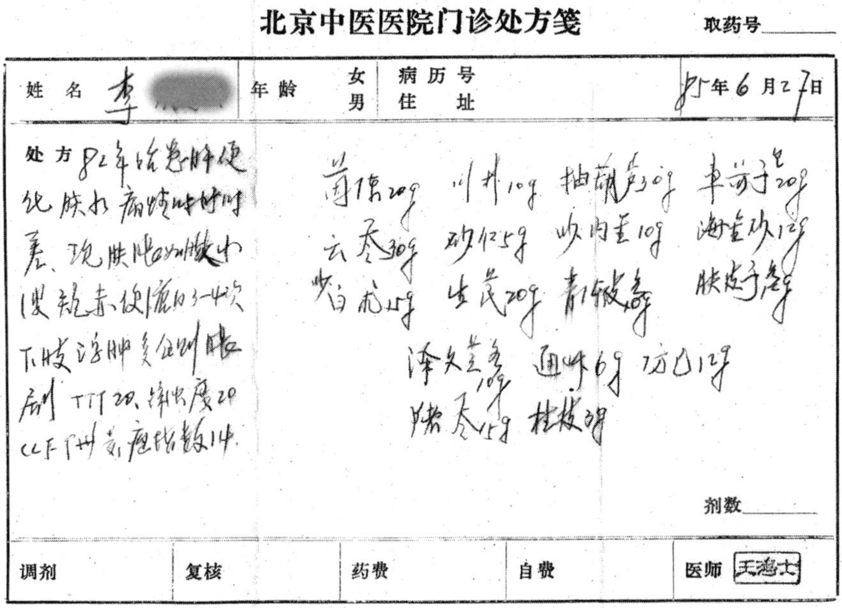

北京中医医院门诊处方笺　　取药号______

姓名 李[redacted]　年龄　女 男　病历号 住址　85年6月27日

处方 82年始患肝硬化腹水 病情时好时差、现腹胀如鼓小便短赤便溏日3-4次 下肢浮肿多食则胀剧 TTT 20、锌浊度20 CCFT (+++) 黄疸指数14.

茵陈20g　川朴10g　抽葫芦30g　车前子20g(包)
云苓30g　砂仁5g　鸡内金10g　海金砂12g
炒白术15g　生芪20g　青陈皮各　腹皮子各
泽兰泻各10g　通草6g　防己12g
猪苓15g　桂枝3g

剂数______

调剂　复核　药费　自费　医师 王鸿士

【**现病史**】1982年始患肝硬化腹水，病情时好时差，现腹胀如鼓，小溲短赤，便溏，日3～4次，下肢浮肿，多食则胀剧，TTT 20U，锌浊度20U，CCFT（脑磷脂胆固醇絮状试验）（+++），黄疸指数14U。

【**处方**】

茵　陈20g　　川　朴10g　　抽葫芦30g　　车前子20g（包）

云　苓 30g	砂　仁 5g	炒内金 10g	青陈皮（各）10g
炒白术 15g	生黄芪 20g	海金沙 12g	腹皮子（各）12g
通　草 6g	防　己 12g	猪　苓 15g	泽泻兰（各）10g
桂　枝 3g			

王鸿士

1985 年 6 月 27 日

【思路解析】本案患者患慢性肝病多年，现主要表现为腹胀如鼓，小便短赤尿量少；大便溏稀，日便 3 ~ 4 次，下肢浮肿，饮食量减少，多进则胀。此为脾肾阳虚，阳虚水泛之证，究其病机在于中焦湿热，病邪久留不去，邪恋正伤，导致脏腑气血亏损。其本为肝、脾、肾之不足，其标为痰、毒、瘀、水之蕴结。脾主运化，肺主气，主治节，肾主液而行水。肺、脾、肾三脏一虚，就会导致水液代谢失常，而产生肝硬化腹水，其间又会产生痰、毒、瘀等病理产物，正如《沈氏尊生书》所言“臌胀病根在脾，脾阳受损，运化失职，或由怒气伤肝，渐蚀其脾，脾虚之极，故阴阳不交，清浊相混，隧道不通，郁而为热，热留为湿，湿热相生，故其腹胀。”本案为湿热之邪伤于中焦，侵及下焦，阳虚为本，湿热为标，又有痰、毒、瘀、水等病理产物为患。王老在治疗过程中分清虚实，清除余邪，扶正补虚，调整气血。方中茵陈、车前子、云苓、泽泻、猪苓、桂枝、通草、防己、抽葫芦仿茵陈五苓散之意，清热除湿，利水通阳，其通阳之法，取叶天士“通阳不在温，而在利小便”，通过利小便宣通气机，使三焦弥漫之湿从小便而出；生黄芪、炒白术健脾益气，补气利水，固护中焦，以绝水邪生成之源；砂仁、炒内金健脾和胃；腹皮子、川朴行气消胀；青陈皮、泽兰行气消瘀，调理气血。本案体现了王老扶正补虚、清除余邪、调整气血治疗肝硬化腹水的学术思想。

医案 3

尊敬的王大夫：

您好！

我是一个偏僻山村患肝硬化者，由于此处医术落后，无法治这种病，因此，使我万分悲痛，失掉了生的信念。在这中间，亲友十分关心，向我介绍了您的神医妙术，使我对生活又产生了一线希望。因此，我虽然深知您非常忙碌，但还是向您求教，对我的病给以指教、治疗。

现将病情介绍如下：我现年35岁，性别：女。今年5月、7月两次腹胀，身体消瘦，身弱，不能进食，9月加剧，腹内产生腹水，住院泄水后，初诊肝硬化。确诊情况：黄疸指数3U；麝浊8U；锌浊度14U；总蛋白70g/L；白蛋白35g/L；球蛋白35g/L；红细胞4.28×10^{12}/L；白细胞3.1×10^{9}/L；血红蛋白12.4g；血小板51×10^{9}/L；CO_2 - CP 21.8mmol/L；钾3.2mmol/L；钠140mmol/L；氯106mmol/L。X线检查：心肺无异常；食管钡剂通过顺利，扩张蠕动尚可，黏膜呈蚕蚀样改变（中下段）。印象：食管静脉曲张。B超：肝左叶5.2cm×6.2cm，右叶厚8.2cm，斜径12.5cm，轮廓清，形态正常，边缘钝，肝表面不平滑，呈小结状突起，肝内回声呈点状增强，分布欠均匀。脾厚8cm，肋下7cm，脾静脉1.7cm。

尊敬的王大夫，请您在繁忙中抽空为我的病诊断一下，开药方寄来，万分感谢。

尊敬的王大夫，请您在来信时将手续、经济方面所需来信说明，我迅速寄去。

此致

敬礼

祝您身体健康，生活愉快！

病患者：王某

1983年12月11日

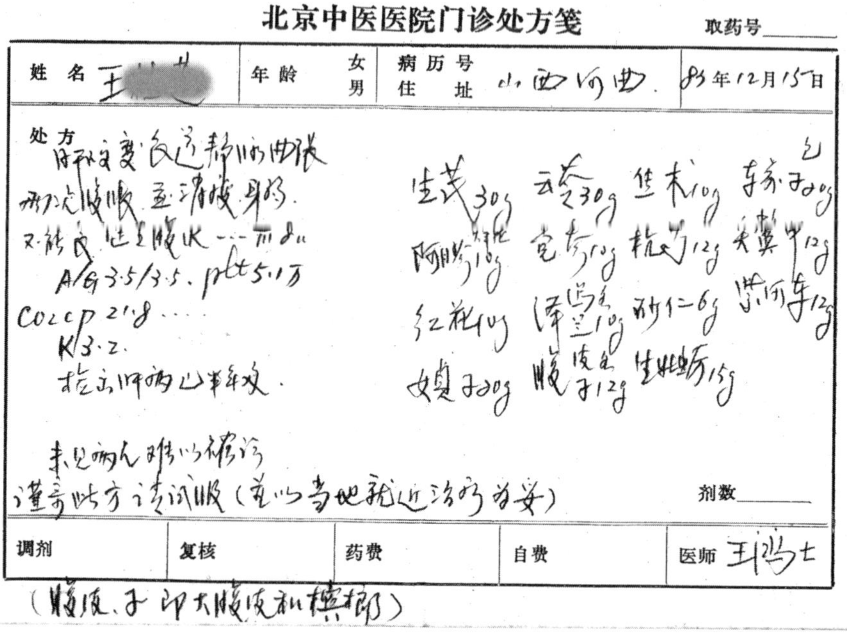

【现病史】肝硬变，食管静脉曲张。两次腹胀。消瘦，身弱，不能食，发生腹水。TTT 8U，A/G 3.5/3.5，PLT 5.1×10^9/L，CO_2－CP 21.8 mmol/L，K 3.2 mmol/L。检示肝病已半年余。

【处方】

生黄芪 30g	云　苓 30g	焦　术 10g	车前子 20g（包）
党　参 10g	杭　芍 12g	炙鳖甲 12g	阿　胶 10g（烊化）
红　花 10g	砂　仁 6g	紫河车 12g	泽泻兰（各）10g
女贞子 20g	生牡蛎 15g	腹皮子（各）12g	

嘱：未见病人，难以确诊，谨寄此方，请试服（并以当地就近治疗为妥）。

（腹皮子即大腹皮和槟榔）

王鸿士

1983 年 12 月 15 日

尊敬的王大夫：

您好！

您给我寄来的良方已收到，我们全家人十分激动，万分感谢您的恩情，全村人也个个赞扬您的崇高品质。

我服您的良方药效果很好，所以这信一来向您谢恩，二来汇报情况，希望您再次指导治疗。

我从1983年11月27日确诊为肝硬化，检查情况是：黄疸指数3U，麝浊8U，锌浊度14U，总蛋白70g/L，白蛋白35g/L，球蛋白35g/L，谷丙转氨酶正常，红细胞 4.28×10^{12}/L，白细胞 3.1×10^{9}/L，钾3.2mmol/L，钠140mmol/L，氯106mmol/L，CO_2 - CP 21.8mmol/L，AKP 6U。X线检查：食管钡剂通过顺利。扩张蠕动尚可，黏膜呈蚕蚀样改变（中下端）。B型超声是：肝左叶5.2cm×6.2cm，右叶厚8.2cm，斜径12.5cm，轮廓清，形态正常，边缘钝，肝表面不平滑，呈小结节状突起，肝内回声呈点状增强，分布不均匀，脾厚8cm，肋下7cm，脾静脉1.7cm，肝显影差，位置尚正常，肝形态失常，肝体积全肝性缩小，肝内放射性分布不均匀，肝摄取放射性弥漫性减低，肝右叶下部似截除。脾显影示：脾摄取放射性明显高于肝脏，脾重度肿大。

检查后，李大夫开处方是：

当　归 10g	白　芍 15g	白　术 10g	云　苓 15g
柴　胡 6g	香　附 10g	郁　金 10g	川楝子 12g
鳖　甲 20g	龟　板 18g	丹　皮 12g	枸杞子 15g
制首乌 20g	桃　仁 10g	甘　草 3g	焦三仙（各）12g

35天服30付后检查结果是：A 4.79g%，G 2.7g%，血红蛋白105g/L，白细胞 4.2×10^{9}/L，中性粒细胞0.64，淋巴细胞0.35，单核细胞0.01，红细胞 3.3×10^{12}/L，PLT 150.9×10^{9}/L，麝浊8U，麝絮（++），谷丙转氨酶正常，VDB阴性，尿：颜色淡黄，性状清晰，反应中性，蛋白阴性，沉淀上皮细胞（+）。又服26付。因无龟板、鳖甲，服云苓肝素47小包后，二次检验结果是：A 2.75g%，G 2.95g%，麝浊8U，麝絮（++），谷丙转氨酶正常，VDB阴性，血红蛋白90g/L，白细胞 3.2×10^{9}/L，中性粒细胞0.67，淋巴细胞0.32，单核细胞0.01，

红细胞 3.2 × 10^{12}/L，PLT 192 × 10^{9}/L。此时您寄来良方是：

生黄芪 30g	云茯苓 30g	焦白术 10g	车前子 20g（包煎）
党　参 10g	杭白芍 12g	炙鳖甲 12g	阿　胶 10g（烊化）
红　花 10g	砂　仁 6g	紫河车 12g	泽泻兰（各）10g
女贞子 20g	生牡蛎 15g	腹皮子（各）12g	

服 3 付后饮食减少，加焦三仙各 10g，饮食增长，消化良好。服 10 付后鼻渗血仍有时出现，加旱莲草 20g。服 32 付后，饮食增长，精神很好，但泻肚，去槟榔则不泻肚，身体日日好。后来无紫河车（买不到）服了 23 付，检验结果是：A 5.0g%，G 2.6g%，血红蛋白 10g/L，白细胞 3.5 × 10^{9}/L，中性粒细胞 0.61，淋巴细胞 0.36，单核细胞 0.03，红细胞 3.2 × 10^{12}/L，PLT 121.6 × 10^{9}/L，麝浊 7U，麝絮（+），谷丙转氨酶 125U，VDB 直接反应阴性，间接反应弱阳性。尿：颜色淡黄，性状清晰，反应中性，蛋白阴性，沉淀未见异常。本人感觉：饮食比过去未得此病前也吃得多，每日能吃一斤多细粮还时时感觉饿，手上肢的小血点已退，鼻与其他处一月多未渗过血，精神很好，逐渐感到身体有力，每日都出外游逛，有时做点轻活。但在月经期饮食减少，身体感到不舒服。

我现在感到身体大为好转，全凭您的良方治疗，所以向您汇报，请您根据我现在的情况给我提出治疗方案。谢谢您。

此致

敬礼

祝您身体健康，生活愉快，医学成绩更辉煌。

患者　王某

1984 年 6 月 7 日

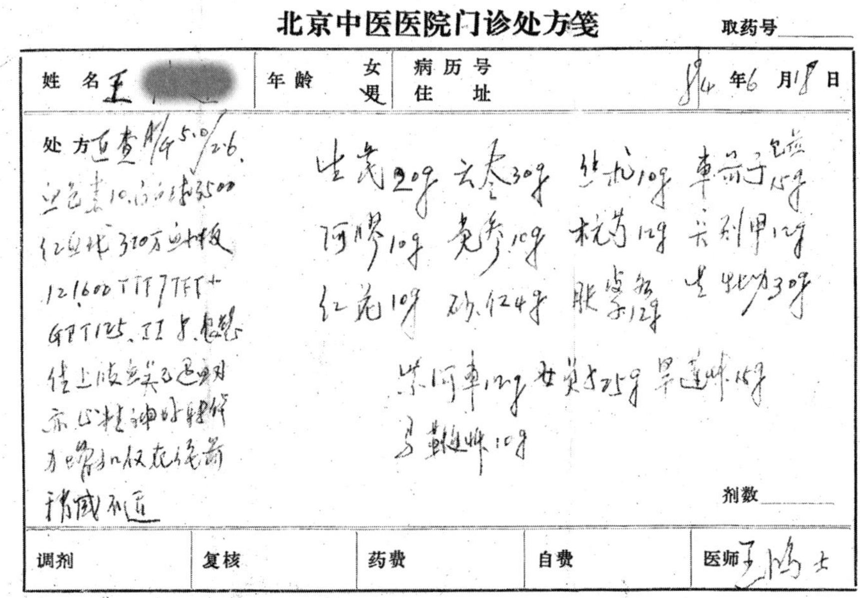

北京中医医院门诊处方笺　　取药号

姓名 王[redacted]	年龄　女/男	病历号/住址	84年6月18日

处方

剂数

调剂	复核	药费	自费	医师 王鸿士

【现病史】 近查 A/G 5.0/2.6，血红蛋白 10g/L，白细胞 3.5×10^9/L，红细胞 3.2×10^{12}/L，PLT 121.6×10^9/L，TTT 7U，TFT（+），GPT 125 U/L，食欲佳，上肢血点已退，衄亦退。精神好转，体力增加，仅在经前稍感不适。

【处方】

生黄芪 20g	云　苓 30g	焦　术 10g	车前子 15g（包）
阿　胶 10g	党　参 10g	杭　芍 12g	炙鳖甲 12g
红　花 10g	砂　仁 4g	生牡蛎 30g	腹皮子（各）12g
紫河车 12g	女贞子 25g	旱莲草 15g	马鞭草 10g

王鸿士

1984 年 6 月 18 日

【思路解析】 本案是一例慢性肝病日久，出现肝硬化腹水、脾功能亢进的患者，表现为腹胀，身体消瘦，乏力，纳食少，从本案的治疗过程来看，体现了王老注重扶正补虚，养肝脾肾，调理气血治疗肝硬化腹水的学术思想，肝病后期，湿热之邪耗气伤阴，血脉瘀阻，气虚水停，肝脾肾失养，导致肝硬化腹水、脾功能亢进等并发症，故王老首重扶正补虚以治其本，湿热之邪，多易伤及脾胃，补虚首先调补中州脾胃，方中生黄芪、云苓、焦白术、党参益脾胃之气，养后天之本；又脾胃气虚，脉道更易涩滞，补脾胃之气，有助于脉道之通利。肝病日久，湿热之邪由上而下，必伤及肝肾之阴，故养肝肾，亦是王老治疗肝硬化晚期患者常用的方法，方中阿胶、杭白芍、紫河车、女贞子、旱莲草，调养肝肾之阴阳，养先天之本。肝硬化晚期伴有肝脾大、食管静脉曲张、腹壁青筋暴露、腹水等，王老认为多为气滞血瘀、脉络阻塞之象，治疗必以软坚化瘀为治；而在软坚散结之时，多佐以疏肝行气之品，既可增强活血通络之功，又有一定软肝脾的作用。方中炙鳖甲、红花、腹皮子、生牡蛎、马鞭草软坚化瘀、调理气血。此方体现了王老治疗湿热之邪已除、脾胃肝肾阴阳不足，兼有肝脾瘀滞的晚期肝硬化的常用方法，蕴含了他扶正补虚、调理气血治疗肝硬化腹水的学术思想。

敬爱的王大夫：

您好！

您的胸怀那样宽广，您的品质那样高尚，您的医术那样高超，您真是我们肝病患者的救命恩人。

我这个偏僻山村的普通妇女，有幸得了您的良方。您的良方对我的病疗效非常好，当地医生、群众赞不绝口。我遵照当地医生嘱咐间断服药，我也满怀希望，准备在有机会之时，去京当面谢谢您。但很不凑巧，在停药1个月后，（8月21日）侄子与我吵了两三架，又逢奶奶病逝，心中悲痛，病又开始复发。饮食减退，开始服药。但腹胀，怀疑是否有腹水，（9月份）经医生查又有腹水，加白茅根15g、冬瓜皮15g，另加西药安体舒通，氨苯蝶啶每次各1片，1日3次，小便次数猛增，4天后减少，11天后恢复原状，且口渴得要命，就想喝冷水，但不敢喝，本地医生又加石斛15g、知母12g、生地15g、花粉15g，减去白茅根、冬瓜皮，几日后不渴了，又肚胀。考虑腹水未治愈，又加白茅根、冬瓜皮服用。现在只感到肚胀，饮食大减（吃饭后心口处憋，有时服药后，肚内响声如水声），为了使我的病再次治愈，再次将病况说明，请良医王大夫再次指导治疗。多多感谢王大夫。

此致

敬礼

祝您身体健康，生活愉快！

王某

1984 年 11 月 5 日

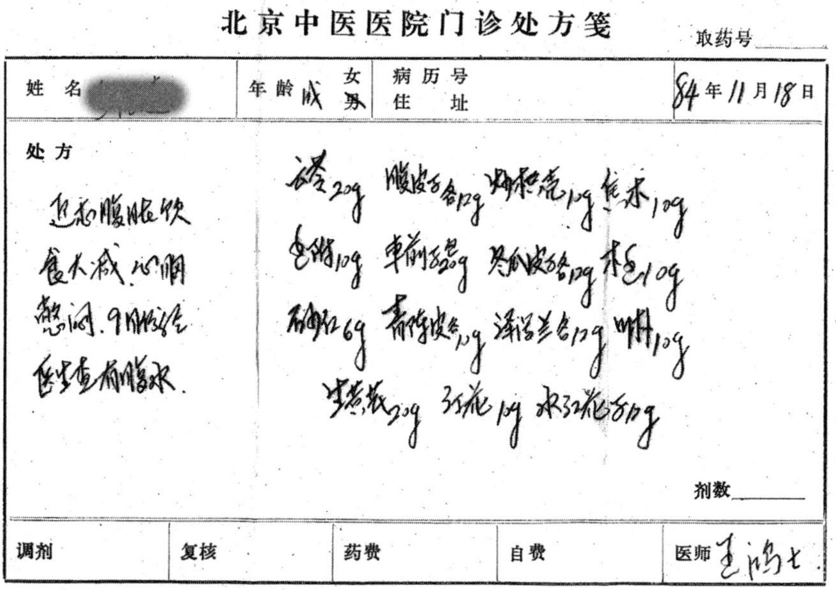

北京中医医院门诊处方笺　取药号

姓名 [redacted]	年龄 成 女 男	病历号 住址	84 年 11 月 18 日

处方

近感腹胀饮食大减心胸憋闷 9 月份经医生查有腹水

云苓 20g　腹皮子各 12g　炒枳壳 10g　焦术 10g
香附 10g　车前子 20g　冬瓜皮子各 12g　木香 10g
砂仁 6g　青陈皮各 10g　泽泻兰各 12g　川朴 10g
生黄芪 20g　红花 10g　水红花子 12g

剂数

调剂	复核	药费	自费	医师 王鸿士

【现病史】近感腹胀，饮食大减，心胸憋闷，9 月份经医生查有腹水。

【处方】

云　苓 20g	炒枳壳 10g	焦　术 10g	腹皮子（各）12g
香　附 10g	川　朴 10g	砂　仁 6g	冬瓜皮子（各）12g
木　香 10g	生黄芪 20g	红　花 10g	泽泻兰（各）12g
水红花子 12g	青陈皮（各）10g		车前子 20g（包）

王鸿士

1984 年 11 月 18 日

【思路解析】脾胃为后天之本，气血生化之源，湿热缠绵，饮食伤胃，或七情内伤，肝木克脾土，或劳倦伤脾，致使脾胃受伤，脾胃虚弱可导致五脏精气亏损。气血阴阳不足，水液代谢紊乱而内停，故发为腹水；脾土受伤，运化无力，胸中宗气不足，故为腹胀，饮食大减，心胸憋闷。治疗以健脾益气、利水消胀为法。方中生黄芪、焦白术、云苓、车前子、冬瓜皮、冬瓜子、泽泻健脾益气利水；炒枳壳、大腹皮、香附、木香、青陈皮、川朴行气消胀。脾胃不足，气血虚弱，阳气虚则气血鼓动无力而致血瘀，因此肝硬化腹水瘀血内阻者临床非常常见，王老在健脾益气的基础上，加用泽兰、红花、水红花子活血消积、清热凉血、祛湿解毒。此方也体现了王老调理气血治疗肝硬化腹水的学术思想。

尊敬的王大夫：

您的来信和良方都已经收到，我万分高兴，更加感谢您的救命之恩，更加感到您的崇高精神。

由于上次去信，我只叙述了些病情，所以良方寄来，本地医生坚持继续服用您的第二个良方，只在第二个良方上加第三个良方的冬瓜皮子继续试服，其理由是：一是我反映的情况不足，又无化验情况，恐有考虑不到之处；二是现肝功能不好，脾又肿大，身体太弱，气不敢破。经试服腹水消除，但其他并无解决。所以，我和这里医生商量后，这里的医生再无办法，决定再次向您请教。现将情况介绍如下：化验情况：A 4.5g%，G 2.45g%；麝浊 8U；麝絮（++）；谷丙转氨酶正常，血红蛋白 10g/L，白细胞 5.1×10^9/L，中性粒细胞 0.72，淋巴细胞 0.28；Tes 各 1 分钟；红细胞 3.2×10^{12}/L；血小板 179×10^9/L；尿：颜色淡黄，性状清晰，蛋白（-），沉淀未见异常。本人感觉：试服药方这段，肚继续憋，没有腹水后也如此，肚脐带上处憋得厉害，下部分较轻（据这里的医生说是气）；下午和前半夜憋得厉害，后半夜、上午较轻；中午服药和吃饭后憋得厉害，只服药或只吃中午饭较轻。肚中感到饿，但由于肚憋又不能多吃（每日早午共吃半斤粮，晚饭不能吃）；这段时间服药后，非常渴，喝许多水也减不了渴（喝得憋还渴，小便可以）；半月后头有点一阵一阵痛，之后就流十几点鼻血，同时半月来一次月经。我现在主要是肚憋口渴得厉害。这里医生的意见：中医再无办法，但坚持继续服中药；西医坚持让外科切脾，吻合血管。我坚持继续服中药（以前每天服一剂，一周停一天），所以，再次请您指导治疗。（如果需要去您的医院，请来信说明，我准备一下，在明年春节以后也可去；如联系治疗，我又麻烦救命医师王大夫寄良方治疗）。

此致

敬礼

祝您身体健康，生活愉快，工作顺利！

患者：王某

1984 年 12 月 16 日

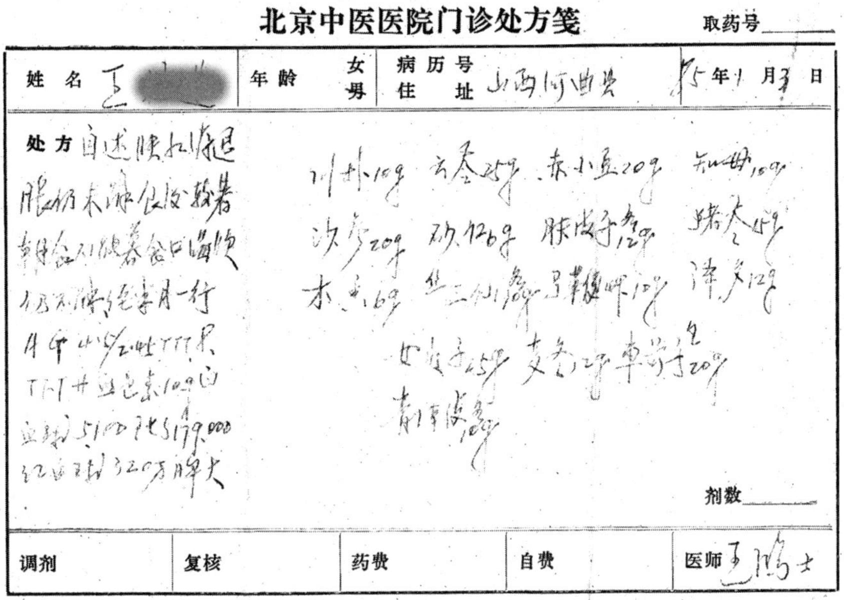

北京中医医院门诊处方笺　取药号

姓名 [redacted]　年龄　女 男　病历号　住址 山西河曲县　85 年 1 月 3 日

处方

剂数

调剂　复核　药费　自费　医师 王鸿士

【现病史】自述腹水消退，胀仍未解。食后较著，朝食不能暮食。口渴，饮仍不解。经半月一行。A/G 4.5/2.45，TTT 8U，TFT（++），血红蛋白 100g/L，白细胞 5.1×10^9/L，PLT 179×10^9/L，红细胞 3.2×10^{12}/L。脾大。

【处方】

川　朴 10g	云　苓 25g	赤小豆 20g	车前子 20g（包）
沙　参 20g	砂　仁 6g	猪　苓 15g	腹皮子（各）12g
木　香 6g	马鞭草 10g	泽　泻 12g	焦三仙（各）10g

女贞子25g　　麦　冬12g　　知　母10g　　青陈皮（各）10g

王鸿士

1985年1月3日

【思路解析】患者此次以胃脘憋闷、善饥、口渴为主要表现，为湿热日久，耗液伤津，真阴涸竭，脾肾阳气不足，不能蒸腾津液，在下则水液内停，发为腹水，在上则阴津不足，口干舌燥。治疗当以育阴生津、行气利水为法。治水必先治气，惟下焦真气得行，始能转化；惟下焦真水得位，始能分清，以利水邪。方中女贞子、麦冬、北沙参、知母补肝肾之阴，育阴生津；川朴、木香、焦三仙、青皮、陈皮、砂仁、大腹皮以疏启中焦之气，开肾关，助泄水邪；云苓、赤小豆、车前子、猪苓、泽泻利上、中、下三焦之水邪。此为王老养阴行气利水治疗肝硬化腹水的常用方法。

【第三章】

杂病

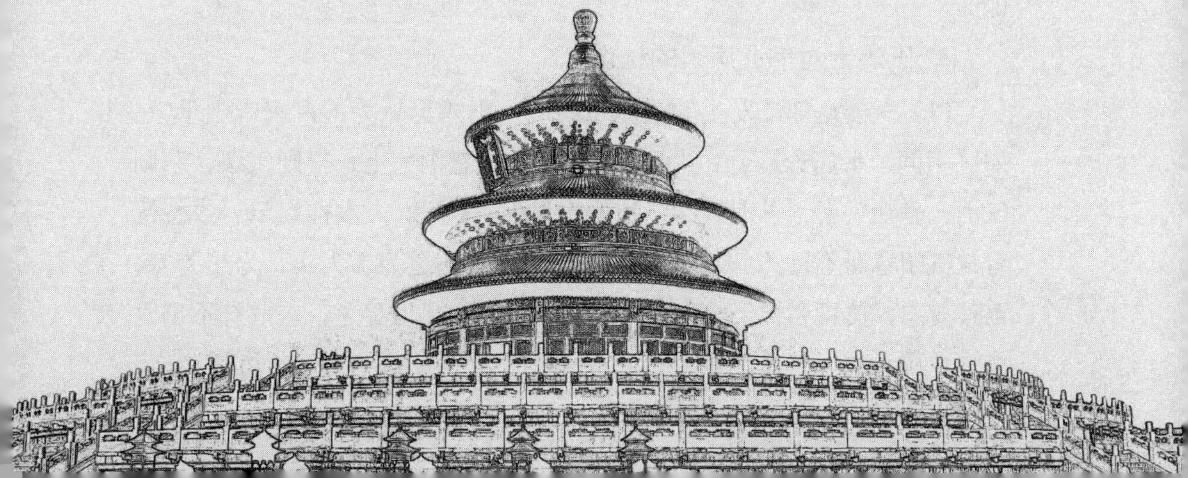

第一节　王鸿士治疗杂病的学术思想

一、王鸿士治疗郁证的学术思想

1. 王鸿士对郁证的认识

王鸿士认为郁证可分为广义的郁证和狭义的郁证。广义的郁证是指包括外感邪气侵入血脉、情志怫郁而内着脏腑，以致气机阻滞，导致血瘀、痰结、食滞、火郁等证者。如《景岳全书·郁证》"凡诸郁滞，如气、血、食、痰、风、湿、寒、热，或表或里，或脏或腑，一有滞逆，皆为之郁"。六淫、七情所致之郁及《医学正传》所言"夫所谓六郁者，气、湿、热、痰、血、食六者是也。或七情之抑遏，或寒热之交侵，故为九气怫郁之候。或雨湿之侵凌，或酒浆之积聚，故为留饮湿郁之疾"的郁证皆为广义范围内的郁证。因此王鸿士认为内伤七情、饮食劳倦、外感六淫、寒暑不适，以及食积痰饮、瘀血等都能阻滞气机久而生郁。狭义郁证主要是指由情志不舒引起的以气机郁结为主要表现的一类病症，是由情志不舒、脏腑气机郁滞、气血津液运行紊乱而引起的一类病症的总称，多表现为烦躁不安、心情抑郁、胁肋胀痛、食欲不振、二便失调、头昏眩晕等。如《素问·本病论》"人忧愁思虑即伤心"、《灵枢·口问》"悲哀忧愁则心动，心动则五脏六腑皆摇"、《素问·举痛论》"思则心有所存，神有所归，正气留而不行，故气结矣"所言的郁证及张景岳认为的"郁为七情不舒"的郁证皆为狭义范围的郁证。

2. 王鸿士对郁证病因的认识

（1）气郁是郁证发生的最基本机制。王鸿士认为：百病皆生于气。如《素问·举痛论》云："百病生于气也，怒则气上，喜则气缓，悲则气消，恐则气下，思则气结，惊则气乱"。《灵枢·本神》云："愁忧者，气闭塞而不行。"《景岳全书》云："凡病之为虚为实，为热为寒，至其变态，莫可名状，欲求其本，则止一气字足以尽之，盖气有不调之处，即病本所在之处也。”气郁为诸病之始，日久又可变生他证。如气郁日久则化热化火，火邪内遏，发为火郁；或由气及血致血郁；气郁又可导致水湿潴留而发湿郁，湿聚酿痰而又可导致痰郁；气郁不达则脾土壅滞，痰气郁结，湿浊不化，食滞不消而又易成食郁。因此王鸿士特别重视气郁在郁证中发病的作用，认为“宣通郁闭，疏调气机”是治疗许多疾病应该遵循的一个基本原则，并由此形成了他“着眼郁证，注重调气”的独特治疗思想。

（2）情志不遂是狭义郁证的主要发病因素。王鸿士特别重视情志在郁证发病过程中的作用。《黄帝内经》首先把情志不畅作为郁证发病的原因之一，如《素问·阴阳应象大论》说：“人有五脏化五气，以生喜怒悲忧恐”。一旦情志不遂，太过与不及，皆可引起五脏气机壅滞，升降失常。后世陈无择提出郁证的形成总不离乎七情所伤，创立了七情致郁学说。朱丹溪说：“气血冲和，万病不生，一有怫郁，诸病生焉”“郁为七情不舒，遂成气结，既郁日久，变生多端”。王鸿士认为社会环境、人际关系、生活环境、经济状况等皆可为郁证的重要因素。

3. 治疗郁证的大法

王鸿士对郁证总的治疗原则是调气，用药以疏通为主。气的病变主要有气虚、气郁、气逆三种，三者或能并存。大体郁之实证当用理气解郁；郁久化火者，当佐清法；气逆者需降气；兼有虚证者宜加补法。诊疗时应审证求因，辨别其在气在血，偏寒偏热，属虚属实，病在何脏何腑，根据标本缓急轻重灵活用药。

王鸿士常引用叶天士《临证指南医案》中的一段话：“盖郁证全在病者能够移情易性，医者构思灵巧，不重在攻补，而在乎用苦泻热而不损胃；用辛理气而不破气；用滑润濡燥涩而不滋腻气机；用宣通而不揠苗助长”。“郁则闭，宣乃通”，治疗郁证时，王鸿士常用苦辛、凉润、宣通之法，而不投燥热、敛涩、呆补的药物。理气解郁的药物多属辛香燥热之品，用之不当易耗气伤阴。故郁证初始病情较轻时，王鸿士常用药性平和的白蒺藜、绿萼梅、佛手、香橼皮、玫瑰花等，理气而不耗伤正气。秦伯未在《谦斋医学讲稿》中指出，理气之药“重用、久用能耗气、散气和消耗津液，血虚、阴虚以及火旺等证无当慎用”。但王鸿士认为，理气药物的耗气伤阴作用并不足虑，凡有郁证，如辨证正确、配伍恰当，即可大胆应用，并不会产生不良反应。

王鸿士对郁证的治疗，除临床上细辨郁证的症状外，还特别重视患者的性格特征及社会家庭环境等。他认为抑郁型性格者易患郁证；郁者多面无光泽，妇女月经失调；郁脉多沉，如六脉都沉为气郁，沉滑为痰郁，沉涩为血郁，沉濡为湿郁，沉数偏热，沉迟属寒，左关属肝脉，弦者病轻，沉细涩者病情较重。

王鸿士认为情志怫郁是郁证的主要病因。医者如能解除患者的思想顾虑，树立战胜疾病的信心，适当结合气功、太极拳等，往往可收事半功倍之效。

4. 郁证的辨证用药

(1) 肝气郁滞

主证：精神抑郁，胸闷胁痛，腹胀嗳气，太息不畅，不思饮食，舌苔薄白，脉弦或沉涩。

治则：疏肝理气解郁。

方药：以四逆散、逍遥散或柴胡疏肝散等为主方，常用柴胡、枳壳、杭芍、甘草、香附、郁金、青皮、陈皮、炒川楝等加减。

肝胃不和 嗳气脘闷重者，加旋覆花、生赭石、半夏、草豆蔻；如咽中不适，有物梗阻，咳之不出，咽之不下者，为梅核气，可用半夏厚朴汤加减。

气滞血郁 胸胁刺痛，痛有定处，或有闭经、脉沉涩或结代者，加当归尾、桃仁、红花、丹参、川芎、元胡等。

气郁夹湿 四肢沉重或疼痛、苔腻、脉沉细或濡缓者，加白芷、羌活、苍术、茯苓、泽泻、车前子等。

夹痰 咳嗽痰多、胸闷喘满、眩晕恶心、心悸、肢麻，或有结节痰梗，苔白薄，脉沉滑者，加瓜蒌、贝母、杏仁、半夏、胆南星、海浮石等。

气郁化火 头晕头痛、耳鸣目赤、烦躁、嘈杂吞酸、尿黄便干、苔黄质红、脉沉弦数者，加丹皮、山栀、青黛、豆豉、黄芩、黄连、赤芍、生地、菖蒲等。

夹食　嗳腐吞酸、脘闷纳少，苔腻，脉滑者，加焦三仙、焦槟榔、鸡内金、炒莱菔子、苍术、木香等。

（2）气逆

主证：咳喘，呃逆，嗳气，呕吐。

治则：肃肺和胃，平肝降逆。

方药：可选用苏子降气汤、定喘汤、旋覆代赭汤、橘皮竹茹汤等加减。虚喘属肾不纳气者，可用人参蛤蚧散、金匮肾气丸等。

（3）郁之虚证（久郁伤神、心肝两虚，《金匮要略》称为“脏躁”证）

主证：多思苦虑，心悸胆怯，精神恍惚，悲忧善哭，时时欠伸，失眠健忘，面色无华，神疲食少，舌质淡，脉细弱。

治则：养心安神。

方药：甘麦大枣汤、归脾汤加减。

心烦易怒、头晕心悸、失眠、心肝火旺者，加龙齿、生铁落、珍珠母等；心烦口干、舌红、脉数、阴虚火旺者，加生地、麦冬、白芍、黄连等。

二、王鸿士治疗胸痹的学术思想

1. 本虚标实是胸痹的基本病机特点

王鸿士认为张仲景在《金匮要略》中提出的胸痹、心痛的病因病机是非常可取的，他强调阳微阴弦、本虚标实是本病的病机特点和实质。“阳微”即寸口脉沉而细，乃上焦阳气不足，胸阳不振；“阴弦”即尺脉弦紧，为下焦邪实有余，阴寒太盛，水饮内停。故胸痹心痛其本为上焦阳虚、胸阳不振，其标为下焦痰浊水饮之阴邪侵袭胸阳之位，以致痰浊壅塞，胸阳不通而出现胸痹心痛，其本质是本虚标实。

2. 强调情志因素在胸痹发病中的作用

王鸿士认为胸痹的发病与情志密切相关，长期的情绪失调，七情过极，尤其是郁怒不节，易致肝失疏泄，气机不调，心血瘀阻，导致胸痹心痛的发生。如沈金鳌在《杂病源流犀烛·心痛源流》中所言“七情除喜之气能散于外，余皆令肝郁而心痛。”可见情志在胸痹心痛的发病中有着重要的作用。

3. 治疗以温振心阳，补虚扶正为主，兼以通脉活血、豁痰泄浊

王鸿士认为本病主要以五脏的气虚、血虚、阴虚或阳虚等虚损为本，并由此导致肝郁气滞、气滞血瘀、痰浊瘀阻等证。主要证型为心阳不振和心脉瘀阻不通，胸闷、心痛、心悸常为具体的症状表现。因此本病治法常以温振心阳、补虚扶正为主，通脉活血、豁痰泄浊为辅。由于情志在该病的发病中有着重要的作用，因此王鸿士在治疗该病时，往往强调疏肝理气药的运用。急性发作期，经常以瓜蒌薤白桂枝汤为基本方，选加半夏、杏仁、厚朴、枳壳、郁金、丹参等味治疗，治疗要点在顾护心、肾，温通心阳，治疗大法多为宣痹通阳、化痰逐饮、温阳益气、疏肝理气等。在胸痹心痛的缓解期，又多以八珍汤、二至丸、生脉饮等方为基本方，达缓则治其本的目的。

三、王鸿士治疗温热病的学术思想

王鸿士擅长治疗温热病。他继承和发展了孔伯华治疗温热病和现代传染病之长，对急性病、温热病及内伤杂病，赞同刘完素力主外感“六气皆从火化”，及内伤“五志皆可化火”等火热之理论，发刘完素学说，认为“火热”是引起多种疾病的重要原因，处方用药善用寒凉清热，泻热养阴。

1. 六气皆从火化

对于外感疾病，王鸿士参《黄帝内经》病机十九条，发刘完素“六气皆从火化”的理论，认为外感六淫化火都有一个“郁”的过程，毛孔开阖失司，邪气郁而化热，故治疗重在“发郁”，需根据病邪的部位及性质采取不同的祛邪方法。伤于风寒者，辛温解表是正治，麻、桂“猛”，苏、羌“缓”，麻、桂多有禁忌，且寒邪停留在卫分的时间很短，往往很快会郁而化热，故此时应用辛温解表药，同时佐以寒凉药，如双花、黄芩、石膏、豆豉等，以甘寒辛散之法治病求本，热势较重者可用甘寒透泄药作为发散之剂。表热证多采用辛凉解表、开发郁结之法，用滑石、甘草、豆豉等药，诸药共奏辛凉解散郁热之功。对于外感热病，如果出现恶寒重、发热轻、鼻塞、多流清涕、关节痛身痛者，常

用辛温达表之法，用苏叶、羌活、荆芥、白芷诸药。对于风寒外感，多不用麻、桂之辛温，而仿苏羌达表汤之方义，通宣理肺。

对于表证未解，入里化热，出现里证者，王鸿士常参刘完素表里双解、宣通表里郁热之法，忌以辛甘热药复发其表，也不但下其里。方用防风通圣散加减以开通内外，清上泻下，表里双解，达到营卫和谐，表里通畅的目的。

对于外感湿热疫毒之邪，如急性、迁延性肝炎及慢性活动性肝炎，凡偏急性热病或温热病、体实证实的，王鸿士善用金银花、蒲公英、连翘、败酱草等药作为主攻药，与群药配伍，有明显降酶、缓解病情功效。对于湿热之邪久蕴，导致慢性活动性肝炎，或表现为脾肾亏虚者，善用党参、太子参、黄芪、茯苓、白术、旱莲草、女贞子之类调整、改善肝功能，双补脾肾。总之，王鸿士并非一味地使用寒凉，更非寒热错投，偏执一说一法，而是着眼于辨证，依证立法，随证变法。

2. 五志皆可化火

对于情志疾病的治疗，王鸿士宗刘完素“五志皆可化火”之说，认为五志过极皆为热甚。他在治疗五志化火所导致的情志疾病时，重视心火和肾水的作用，主张治疗应降心火，益肾水，并善以郁证理论辨治，强调“郁则痹，宣乃通”，善用理气疏郁之味，施用“通法”。他认为气滞血亦滞，只要郁滞未通还存在，疏郁化滞的气分药就在所必用，杏仁、枳壳、青皮、陈皮、乌药、香附、厚朴经常被他选用。他临床五十余载，喜用理气药，多用理气药，而未见辛燥香窜，助热伤阴耗气等弊端出现，诀窍在于他善用理气药而非妄用理气药。当用疏肝理气药的同时多配伍白芍、甘草等酸甘化阴，限制理气药的香燥之弊，以疏肝为主柔肝为辅，主次分明不失疏肝要义。郁而有热者，疏郁同时选加丹皮、栀子清疏肝胆经之郁热；或选加黄连、黄芩清胃肠之郁热。因病而郁，虚证和郁证并存，本虚标实者，治疗上需标本兼顾，合理地使用理气药，以起到更好的治疗情志疾病的效果。

第二节　王鸿士杂病函诊医案及思路解析

医案 1

王鸿士副所长：

您好！

我是一个“肌肉萎缩”病患者（进行性肌营养不良）。今年 39 岁，廿多年来，我多处求医无效。今年 8 月份，我见到《工人日报》登载了对您的访问记。见文章中介绍说您对疑难杂症很有办法，便想向您求诊，但当时我正在友谊医院治疗，所以只把报纸保存起来，没有和您联系，我在友谊医院经过长时间的治疗无效，而且病情日益恶化，现在我在生活和工作上都十分困难，为此，我没办法，只好向您求救了。

现在我把我生病前后情况向您大概介绍一下：1958 年，我因学骑车左肩臂被摔伤，肩、肘青肿，未经治疗痊愈，消肿一个月后双臂上举时由肘到小指有麻筋的感觉，因为当时正值开学考试，所以也没及时治疗，待考试完毕后发现右臂肌肉萎缩，到宣武、友谊、首都、北医三院等各大医院诊治都说是“进行性肌营养不良”症。据说是一种遗传性疾病，无有效办法，和摔伤无关。中医诊断众说不一，中草药和针灸都用过也无效。发病后 3 年，即 1961 年，我 21 岁，左臂也萎缩下来，此时双臂都不能上举了。1968 年始左腿膝关节以上也萎缩下来，现在右腿膝关节以上也萎缩了。1981 年初我在友谊医院用增肌注射液治疗也无效。总之，廿年来我一直在四处求医均无效，而且还在日益恶化。现在我实在没有办法只得向您求援了，希望您在百忙之中给我以帮助。望复信，不胜感激！

祝

身体健康！

来某

1982 年 1 月 10 日

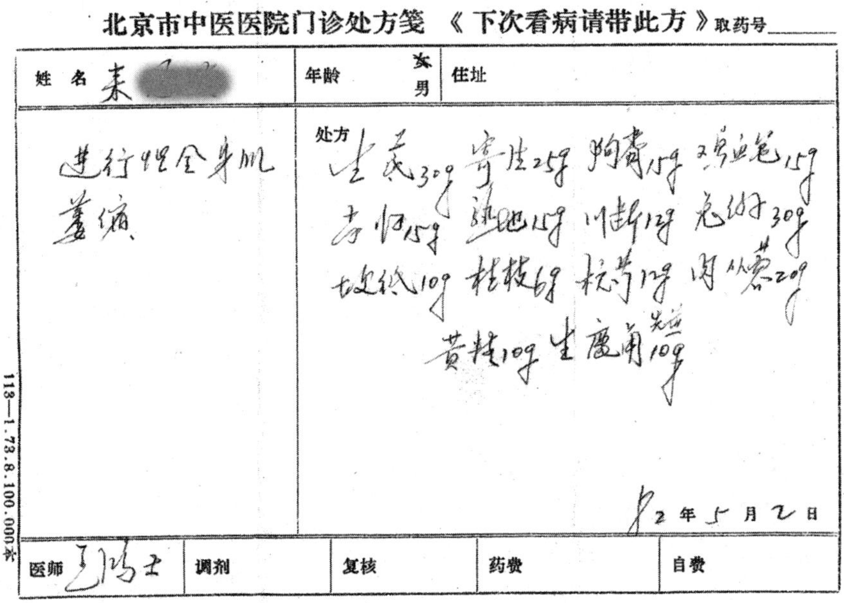
北京市中医医院门诊处方笺 《下次看病请带此方》取药号______

姓名 来[redacted]	年龄 女 男	住址
进行性全身肌萎缩	处方 生芪30g 寄生25g 狗脊15g 鸡血藤15g 当归15g 熟地15g 川断12g 菟丝子30g 故纸10g 桂枝6g 杭芍12g 肉苁蓉20g 黄精10g 生鹿角先煎10g	
	82年5月2日	

医师 王鸿士	调剂	复核	药费	自费

113—1.73.8.100.000本

【现病史】 进行性全身肌萎缩。

【处方】

生黄芪 30g	寄　生 25g	狗　脊 15g	鸡血藤 15g
当　归 15g	熟　地 15g	川　断 12g	菟丝子 30g
故　纸 10g	桂　枝 6g	杭　芍 12g	肉苁蓉 20g
黄　精 10g	生鹿角 10g（先煎）		

王鸿士

1982 年 5 月 2 日

【思路解析】 进行性肌营养不良症是一种与遗传因素关系密切，原发于肌肉变性的疾病，本病具有病损部位呈对称性、缓慢进行性加重的特点。本病属中医“痿证”范畴，病因复杂，先天禀赋不足、外感湿热、久病体虚、劳役太过均可导致本病的发生。总体来说，本病与脾肾关系较为密切，脾胃为后天之本，气血生化之源，脾主四肢，在体合肉，人体之水谷精微经脾内输五脏，外至筋肉。脾脏虚损，四肢筋肉失于濡养，则倦怠无力，甚则萎废。肾为先天之本，五脏阴阳之根，《黄帝内经》云：“阳气者，精则养神，柔则养筋”，肾之阳气不足，肾中元阴、元阳受损，筋脉失养，则可发为“痿证”。

此案患者进行性双上下肢肌肉萎缩，并被多家西医医院诊断为进行性肌营养不良，当属中医“痿证”的范畴。王鸿士治疗本病时重视阳气在本病发病中的作用，采用益脾气、补肾阳之法，并辅以活血化瘀之品。方中使用大量生黄芪以补中益气、滋生气血，培后天之本；用寄生、狗脊、熟地、川续断、菟丝子、肉苁蓉、生鹿角补肾益精，养先天之本；患者病程日久，久病入络，血滞脉中，不达肋肉，亦可导致痿病加重，故用鸡血藤、当归、白芍以养血活血；在益脾气、温肾阳时，王老又恐诸药过于温燥，故加用黄精、熟地以养脾肾之阴。犹妙在加用少量桂枝以升脾阳，运脾肾阳气达于四末。

本案体现了王老以补脾益肾、益气通阳为主，以养血活血法为辅治疗该病的方法，及重视阳气在该病发病及治疗中作用的学术思想。

医案2

王教授您好！

近来工作忙吗？身体健康吧！

收到您亲自给寄来的药方时，我们心里感激万分！您在百忙中，为解除我爱人的病痛费心了，我代表全家向您表示感谢，并祝您长寿。

当天，我们按照您寄来的药方取药，一味都不少，按时服药，至今天已服完15付。服完15付药后，有些症状好转，如：汗比以前少，睡觉比以前好，饮食胃口比以前好。但有些症状效果不明显，如：胸闷、气胀（胀气时胸至耳根都胀，胸部像有痰糊着，火气大），月经量少，色乌，时间需一周或更长。

关于我爱人得病的原因还是向您再简单谈一下：

1971年生小孩坐月子，由于精神紧张，心情不愉快，加上在月子里争吵，经常哭，整个月子心情不畅，而患上胸闷、胸气胀的怪毛病。医治了十多年，服理气之类的中药无数付，都无明显的好转。这次服了您15付药后，有些病状就开始消除，下面把目前病状向您书述：

脸色带黄，胸闷，气胀（几乎天天如此），一胀气胸部至耳根都是气，胸部像痰糊着，火气大，向上，喉咙痛发干，不想饮水，月经量少，来经头一、两天还有点，到后来少，色乌黑，行经时间一周以上，每次来月经时就像刚生小孩一样，不能站立，性情急躁，易发怒。饮食一般，血压、大小便正常，并无其他症状。

这次去信时，我们向我厂中医（现任所长）征求看法，药已按剂量服完20付，现在没有继续服。望您收信后，在百忙之中来信寄方，彻底解除病痛，投入四化建设。

此致

祝您长寿，全家身体健康，生活愉快！

张某

1981年10月17日

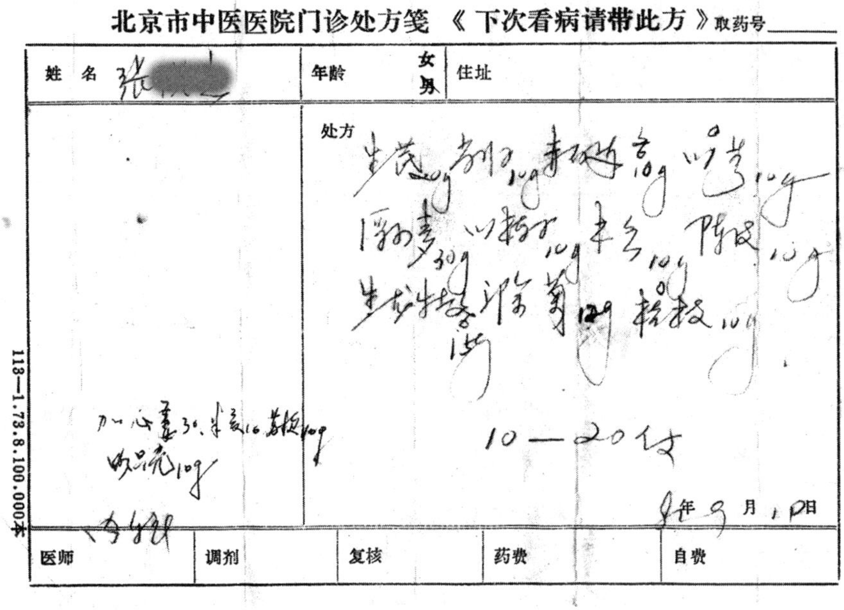
北京市中医医院门诊处方笺 《下次看病请带此方》取药号

姓名 張[redacted] 年龄 女 男 住址

处方

10—20付

年 9 月 10 日

113—1.73.8.100.000本

医师 调剂 复核 药费 自费

1981年9月10日处方：

生黄芪20g	当　归10g	川　芎10g	赤白芍（各）10g
浮小麦30g	川楝子10g	木　香10g	陈　皮10g
滁　菊12g	桂　枝10g	生龙牡（各）15g	

10～20剂

王鸿士

1981年9月10日

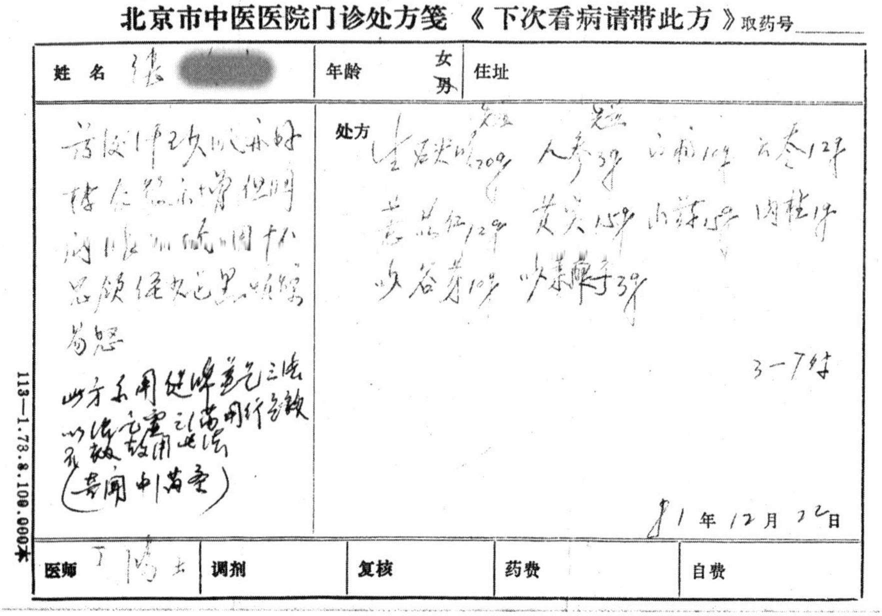

【现病史】药后汗出失眠好转，食欲亦增，但胸闷胀如故，咽干不思饮，经少色黑，烦躁易怒。

【处方】

人　参3g　　白　术10g　　云　苓12g　　生石决明20g（先煎）

薏苡仁12g　　芡　实15g　　山　药15g　　肉　桂1g

炒谷芽10g　　炒莱菔子3g

3～7剂

王鸿士

1981年12月22日

注：此方用健脾益气之法，以治气虚气满。用行气药不效，故用此方。

【思路解析】本案患者为产后脾胃阴阳气血不足，加之情绪不遂，肝木克脾土，而出现精神紧张、心情不愉快、烦闷欲哭、胸闷气短、多汗、纳食减少诸证。气虚则喘，血虚则胸闷心悸，真阴失守于内，孤阳浮越于外，神失阳气之养，则失眠多梦、自汗盗汗，种种表现不一，但其根本原因在于阴阳形气俱不足，治疗当以甘药调之，初诊法《金匮要略》虚劳证之治法，方用黄芪桂枝五物汤合桂枝龙骨牡蛎汤加减。

方中生黄芪、当归、白芍、川芎甘温益气养血活血，以养阴阳不足之本；桂枝、芍药补虚调阴阳，方中赤芍、白芍同用，白芍敛阴益营，并取其于土中泄木之意，赤芍则能散邪行血、行血中之滞；生龙骨、生牡蛎、浮小麦以收其浮越之神气，敛汗止汗以达养心安神之目的；稍佐川楝子、木香、陈皮以疏肝理气调脾。总之，本方以甘味之药补养形气之不足以治其本，疏肝理气以治其标，诸药共用以达补虚调阴阳之目的。

此患者药后汗出失眠好转，食欲亦增，但胸闷胀如故，咽干不思饮，经少色黑，烦躁易怒。以上诸症以胸闷气满为主，为脾胃中焦气虚，宗气不足，津液不能上承而致，遵循朱丹溪“产后以大补气血为主，虽有他症，以末治之”的原则，强调行气无过耗散，消导必兼扶脾，用健脾益气之法，培补中焦，以资化生之源。药用人参、白术、云苓、薏苡仁、芡实、山药、肉桂益脾气、养脾阴、温脾阳；佐炒谷芽、炒莱菔子以健脾行气消胀；用生石决明平肝除热、潜上逆之浮阳。

本案体现王老治病求本的治疗原则，虽以胸闷气胀为主要表现，但其本在于脾胃之气阴不足，故治疗以益脾气养脾阴为主，而少用柴胡、香附等疏肝理气之品，因疏肝理气药物药性多芳香辛燥，易耗气伤阴，产后妇人多气虚阴亏，虽有肝郁，运用力量较强的理气破气药，症状虽可能因气机暂得疏通而暂时有所缓解，但因香燥之品暗耗肝阴肝气，可能会加重病情，这也许是患者长期运用行气药效果不好的原因吧。

医案3

王主任：

您好！新年、春节好！我因患神经性耳聋两次去您处会诊治疗。（最后一次是1月23日）。现虽听力无明显好转，但饮食、睡眠好，大小便正常，烦躁情绪大减，左耳有时响声加大（一阵而过），最后会诊药方（附后）已服30付，是否将药方加以调整或仍按原药方连续治疗，以及还需要如何治疗烦请告知。

我本应亲自前往，但因路远，行动不便，在短时间内只有写信汇报一下病情，万望王老大夫继续给予帮助，提出治疗意见，以便争取早日恢复听觉，为党为人民多做点工作。

今将原药方抄去，请您参考并提出下一步治疗意见。多谢。

此致

敬礼

于某

1978年2月25日

原药方：双耳神经性耳聋，脉弦滑，苔根厚。

生石决 24g	磁　石 15g	川　芎 9g	菖　蒲 15g
山　萸 24g	熟　地 3g	桑　椹 3g	当　归 12g
红　花 9g	桃　仁 9g	赤　芍 9g	女贞子 24g
枸　杞 12g	芥　穗 9g		

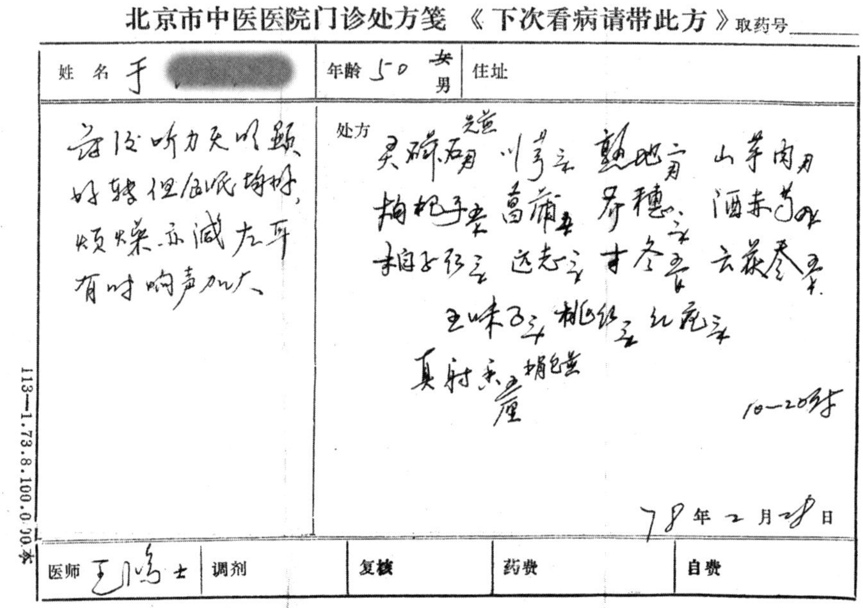
北京市中医医院门诊处方笺 《下次看病请带此方》取药号

姓名 于[redacted]　年龄 50　女 男　住址

较前听力无明显好转但食眠均好，烦躁亦减左耳有时响声加大

处方

78年2月28日

医师　调剂　复核　药费　自费

113—1.73.8.100.0 70本

【现病史】较前听力无明显好转，但食眠均好，烦躁亦减，左耳有时响声增大。

【处方】

灵磁石 30g	川　芎 9g	熟　地 60g	山萸肉 30g
枸杞子 15g	菖　蒲 1.5g	芥　穗 9g	酒赤芍 12g
柏子仁 9g	远　志 9g	寸　冬 15g	云茯苓 15g
五味子 0.9g	桃　仁 9g	红　花 9g	真麝香 0.15g（绢包煎）

10～20 剂

王鸿士

1978 年 2 月 28 日

王主任：

您好！请在繁忙的工作中，适当注意休息。

3 月 1 日复信及药方收悉。您急患者所急，想患者所想，行患者所需的无产阶级革命精神使我感激。我想这只有在英明领袖华主席为首的党中央领导下，像我们这些较老的同志才能享受到党组织和同志的这样无微不至的关怀和照顾。虽暂时病情无明显好转，但我决心积极治疗，争取早日恢复听觉。

按药方已服用 25 付，目前食眠好，头脑清醒，身体有力，睡前耳鸣声加重，听力无好转。仍多烦易怒（较前好些）。鉴于上述情况，请主任同志再次费心尽力提出下一步治疗方法。重谢。

此致

敬礼

于某

1978 年 3 月 30 日

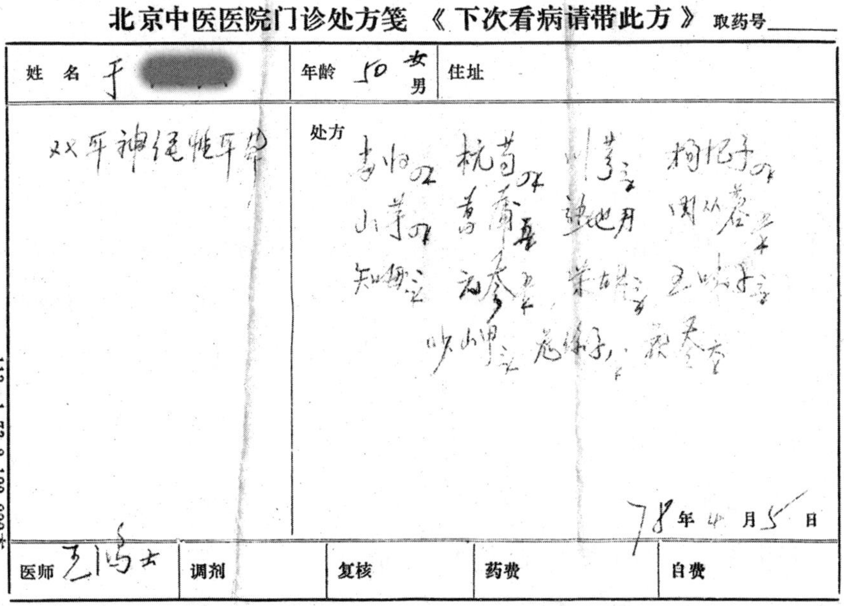
北京中医医院门诊处方笺 《下次看病请带此方》 取药号＿＿＿＿

姓名 于[redacted]	年龄 50 女 男	住址
双耳神经性耳聋	处方	
	78 年 4 月 5 日	
医师 王鸿士	调剂	复核	药费	自费

113—1.73.8.100.000本

【现病史】双耳神经性耳聋。

【处方】

当　归12g	杭　菊12g	川　芎9g	枸杞子12g
山　萸12g	菖　蒲1.5g	熟　地30g	肉苁蓉15g
知　母9g	云　苓15g	柴　胡9g	五味子0.9g
炒山甲9g	菟丝子12g	茯　令18g	

王鸿士

1978年4月5日

【思路解析】神经性耳聋可归属于中医学“耳鸣”“耳聋”“暴聋”范畴，中医认为本病病性分虚实，实证常因外感风热或内伤情志、饮食致痰湿内生，气郁化火，循经上扰，蒙蔽清窍所致，《素问·脉解》指出：“所谓耳鸣者，阳气万物盛上而跃，故耳鸣也。”《素问·至真要大论》中有：“少阳之厥，则暴聋”的论述。虚证多由久病体虚、气血不足、劳倦纵欲、肾精亏耗、精血不能上承，耳窍失养所致，如《灵枢·决气》云：“精脱者，耳聋”。故耳聋其治有通气开郁、祛风化痰、滋阴降火、宁心顺气诸法。纵观本案，患者当有身疲乏力、头晕目眩、腰酸腿软等心肾阴虚之证候，证属肾虚耳聋，治疗宗泻南方补北方之法，补阴降火，用治疗肾脏虚损劳聋之《妇人大全良方》肉苁蓉丸、《三因极一病证方论》菖蒲丸、《辨证录》通耳汤加减。用熟地、山萸肉、枸杞子、肉苁蓉、菟丝子、当归养肝肾以治其本；菖蒲、远志、炒山甲、磁石、柏子仁、云苓、五味子通耳窍宁心神；芥穗、柴胡疏肝热、升清阳以治其标。标本相因，心肾相通，水火既济，耳窍得养。王清任在《医林改错·卷上·脑髓说》中提出瘀血致病说：“两耳通脑，所听之声归于脑，脑气虚，脑缩小……耳窍通脑之道路中，若有阻滞，故耳实聋”，此大概是王老选用桃仁、红花、酒赤芍、炒山甲活血通耳窍的原因吧。

医案4

尊敬的王老教授：

偶幸在《工人日报》上见到为您的高明医术所写的文章，才使我大胆地打扰您的时间，耽误您的休息，给您写信。同时，万分感谢您赏眼一观，并给予治病的方子。

我今年30岁，身体其他部位基本没有问题，唯独嗓子里长些红色泡泡，经本地几所医院诊断，都说是慢性咽炎，无法治疗。从发病至今已将近两年，由原来的一个泡泡发展到现在的十几个，最大有小豆那么大，其他有高粱米粒那么大。近两年来伴随着恶心、头晕、头痛、眼花、胃痛、胸痛等症，使我的精神压力很大，不知是嗓子的泡泡在作怪否。因此冒昧给您写信。请求您给想想办法。

下边是我发病的基本症状：1980年4月份的一天，突然剧烈恶心（在此以前经常有着急、生气、心情烦躁、爱发脾气、思虑过度等毛病），当时我想，过一段时间会好点（谁料想这一恶心时间长达二十多天。这在我的生病病史上是从未有过的现象，因此我有些着急）。又过了几天恶心倒是逐渐减轻了（结果发现了咽炎，在此之前发生过口腔干、常出现黏痰，但是我不太注意），可是始终好几天坏几天。还时常伴随着眼睛看东西不得劲，似花似觉得地面起伏的动，常伴有头痛、恶心、眼珠痛、眼眶痛、太阳穴痛、后脑勺痛、前额痛、胃痛、胸痛，有时厌食。在本地医院看过几次，做过超声显像、肝功能化验、胸部透视、食管透视、心电图等，都未发现不正常现象，最后说我是脑神经眩晕症，神经性地毛病，用药不见好地熬了近两年。8月7日看了关于您的报纸，我就大胆地给您写了这封信。

敬礼

张某

1981年2月12日

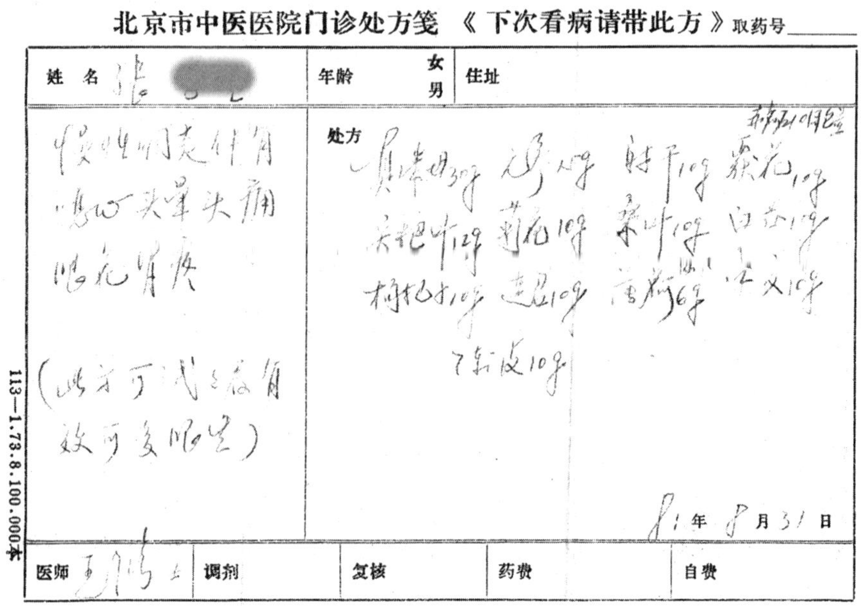
北京市中医医院门诊处方笺 《下次看病请带此方》取药号

姓名 张[redacted]	年龄 女 男	住址

慢性咽炎伴有恶心头晕头痛眼花胃疼

（此方可试之有效可后眼望）

处方

81 年 8 月 31 日

医师 王鸿士	调剂	复核	药费	自费

113—1.73.8.100.000本

【现病史】慢性咽炎伴有恶心、头晕头痛、眼花、胃痛。

【处方】

珍珠母 30g	元　参 15g	射　干 10g	炙杷叶 12g
菊　花 10g	桑　叶 10g	白　芷 10g	陈　皮 10g
枸杞子 10g	连　翘 10g	半　夏 10g	薄　荷 6g（后下）
覆花赭石（各）10g（同包煎）			

嘱：此方可试服。有效可后眼望。

王鸿士

1981 年 8 月 31 日

【思路解析】患者平素性格易于着急、生气、心情烦躁、爱发脾气、思虑过度，发病后表现为长期恶心、头晕、头痛、眼花、胃痛、胸痛等，咽部出现十几个“红色泡泡”，长期精神紧张，当时经多家医院诊断为“慢性咽炎”。纵观此患者发病经过及临床表现，当属于中医“郁证”的范畴。肾为水火之宅，一身阴阳之总根，肾阴不足，致肺胃阴虚，肺受热烁，阴液耗伤，气失肃降，肝肺之气不舒，升降之机紊乱，上逆于咽嗌，咽喉不获滋润，则导致慢性咽炎的发生，逆乱之气上扰于清窍，则会出现头晕、头痛、眼花等症状，肺胃之气逆乱于胸中则会出现恶心、胃痛、胸痛等症状。治疗当以养肺肾之阴、降肺胃之逆气、开郁散结化痰为法。方中元参、枸杞子养肺肾之阴；珍珠母、菊花、桑叶、白芷、薄荷清心肝肺经之逆气浮火，而镇心安神；旋覆花、代赭石平肝、降胃、开痰、利气；半夏、陈皮降逆止呕，行气化痰。诸药共用以达养阴降气、化痰开郁之功。此王老治郁之一法也。

医案5

王鸿士副院长：

我从8月7日《工人日报》上看到您为人民服务的可贵精神，很受感动。您已62岁了，还忘我的工作，我就更应该为四化多做贡献了。

王院长，我从1976年3月开始得了类风湿关节炎。多方医治无效，现在右手除拇指外均已变形，两手手腕不能向上弯，两手无力，如提点东西还可以，平端的话一个脸盆也端不起来。两脚的脚趾和手指一样也变了形，脚掌着地就疼，慢慢着地，只能脚跟脚心放平，脚趾根本着不了地，走起路来像小脚女人一样，其他大关节还比较好，但有时膝和肩也疼。

现在我觉得雨天没有变化，风天比较疼，夏天比冬天手脚灵活点，月经前后十天的时间里，关节疼得厉害，其余20天好些。我问了几个医生都说关节和月经期是两回事，可我为什么得了关节炎以后就月经量少，一次用不了一天，可以说点滴即完。月经没了，可关节并不减痛，还要继续疼四五天才慢慢减轻。不知这到底是怎么回事。我的血沉在30左右。血压偏低，90/60mmHg，有点贫血，血红蛋白90 g/L，平素耳鸣如蝉，头脑不清，记忆明显减退，脾气时好时坏，很不正常，饮食一般，现常服开封制的炎痛喜康，效果不明显。尽管一直服药，可我觉得病情还是一天一天加重，没有好转的迹象。报上都说打太极拳好，我已坚持了几个月也不觉得怎么样。我想还是求中医好。我们邯郸的中医都看过了，没有比较好的办法。同时我也发现他们对治我这种病也没有信心。今天在报上看到您的事迹介绍，所以就给您寄这封信，希望能得到您的回音。

王院长，我今年40岁，有两个女孩，大的才13岁，我爱人在支左中牺牲了，我也没有父母，所以关心我的人很少，因此求王院长无论如何也要给我想想办法，帮帮我这个苦命人，如能解除痛苦，将是我最大的幸福，也是孩子们的幸福。我有了健康的身体一定加倍努力工作，用优异的成绩报答您，报答社会主义，报答党和国家。如果需要我去，请来信。

此致

敬礼

刘某

1981 年 8 月 8 日

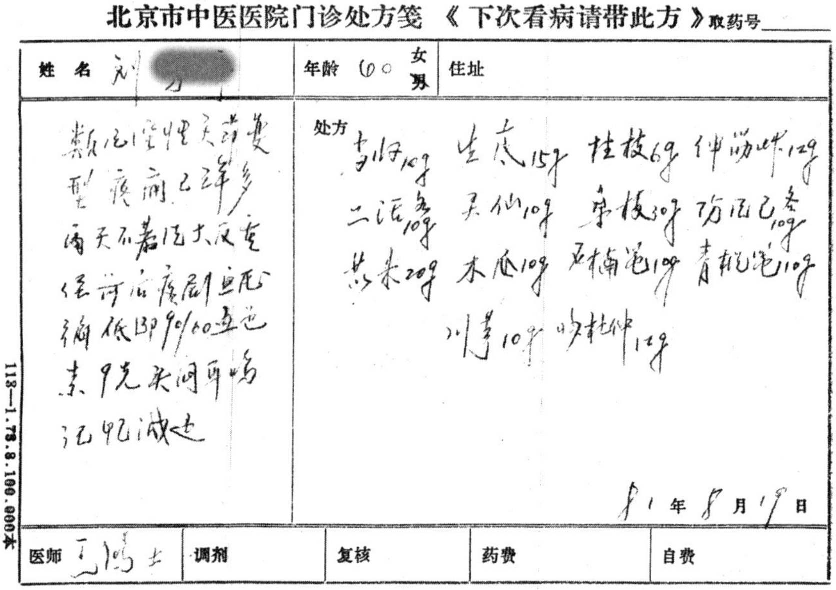

北京市中医医院门诊处方笺 《下次看病请带此方》 取药号

姓名 刘[redacted]	年龄 60 女 男	住址

类风湿性关节变形疼痛已5年多 雨天不著风大反重 经前后疼剧 血压偏低BP90/60 血色素9克 头闷耳鸣 记忆减退

处方 当归10g 生芪15g 桂枝6g 伸筋草12g 二活各10g 灵仙10g 桑枝30g 防风己各10g 苡米20g 木瓜10g 石楠藤10g 青风藤10g 川芎10g 炒杜仲12g

81 年 8 月 19 日

医师 王鸿士	调剂	复核	药费	自费

113—1.78.8.100.000本

【现病史】 类风湿性关节炎关节变形疼痛已五年多，雨天不著，风大反重，经前后疼剧，血压偏低，BP 90/60mmHg，血红蛋白 90g/L，头闷耳鸣，记忆力减退。

【处方】

当　归 10g	生黄芪 15g	桂　枝 6g	二　活（各）10g
伸筋草 12g	威灵仙 10g	桑　枝 30g	防风己（各）10g
薏苡仁 20g	木　瓜 10g	石楠藤 10g	青风藤 10g
川　芎 10g	炒杜仲 12g		

王鸿士

1981 年 8 月 19 日

【思路解析】本案患者以关节疼痛变形为主要表现，当属于中医“痹证”的范畴，其病因病机如《类证治裁·痹证》云：“诸痹……良由营卫先虚，腠理不密，风寒湿乘虚内袭。正气为邪所阻，不能宣行，因而留滞，气血凝涩，久而成痹。”因此，本病的属性和证候表现取决于患者体质的阴阳偏盛和病邪性质两个方面。本案患者病程日久，反复发作，头晕乏力，记忆力减退，关节疼痛遇风加重，当属气血不足、风湿之邪痹阻经络而致病。治疗当以补脾益肾、益气养血、祛风利湿为法，方用黄芪桂枝五物汤加减。黄芪桂枝五物汤来源于《金匮要略》，《金匮要略》言：“血痹，阴阳俱微，寸口关上微，尺中小紧，外证身体不仁，如风痹状，黄芪桂枝五物汤主之”。本方具有益气温经、和血通痹之功。本案处方以黄芪为君，益气固表，合桂枝、防风、桑枝以温阳通络祛风，合当归以养血补血，合木瓜以柔筋，合薏苡仁、二活以除湿；伸筋草、青风藤、威灵仙、石楠藤祛风通经活络；患者病程日久，必及于肾，故用炒杜仲以补肝肾而祛风湿。本案体现了王老治疗气血不足型风湿痹证的益气养血、祛风除湿、活血通络的治疗大法，用药轻灵而组方严谨。

医案6

王所长：

您好。

我是一名工人，1974年因厂内氨气爆炸，造成氨气中毒，经抢救脱险，保住了生命，但是留下了严重的后遗症，终身痛苦。今从有关报道中得知您有丰富的医疗经验，对一些疑难病症很有办法。为此去信一求。

现在我个人感觉是：长年的咳嗽，咳嗽必吐黄痰，呼吸时气管和肺部都呼呼作响，吸不进气，呼不出气，有肺不张的感觉，有时呼吸时就像小孩吹泡泡糖一样，气管里有咕噜的响声。平时呼吸困难，出气比进气困难，一般的轻工作也不能胜任。一些老大夫根据他本人的经验认为很有把握治好，但在治疗中都以不见效果而中断治疗了。不知什么原因，大夫也很苦恼。

今去信您老人家，请在百忙中给予帮助。如能约好到您院治疗。组织上也完全支持。如我能痊愈重返工作岗位。那将是我多么高兴的事啊！

敬礼

张某

1981 年 8 月

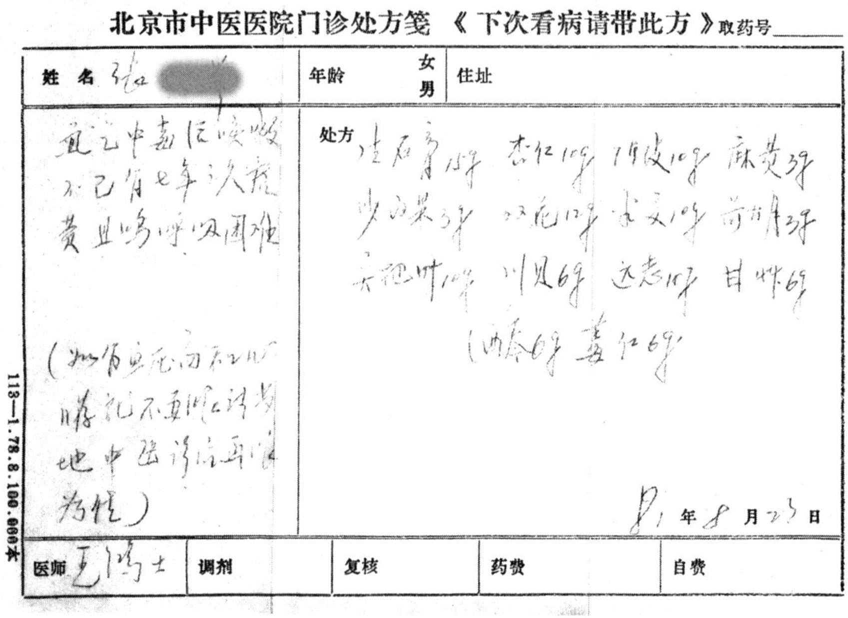

【现病史】氨气中毒后咳嗽不已，有七年之久。痰黄且鸣，呼吸困难。

【处方】

生石膏 15g	杏　仁 10g	陈　皮 10g	麻　黄 3g
炒白果 3g	双　花 12g	半　夏 10g	前　胡 3g
炙杷叶 10g	川　贝 6g	远　志 10g	甘　草 6g
酒　芩 6g	瓜蒌仁 6g		

嘱：如有高血压和心脏病就不要服，请当地中医诊后再服为佳。

王鸿士

1981 年 8 月 23 日

【思路解析】此患者因氨气中毒后，出现长期咳嗽、吐黄痰、呼吸做声、呼吸困难等症状，与西医阻塞性肺病相似，根据本病咳嗽、咳痰、气短、喘息等表现，当属于中医“咳嗽”“喘证”“肿胀”“痰饮”等病范畴，王老运用辛散温敛、升降开合之法治之。王老用辛散以开通肺气之壅遏，用酸涩以收敛肺气之耗散，收敛以养正，达到散邪而不伤肺气，敛肺而不敛邪气之目的，升法与涩法合用，使肺气流通，升降有序，出入有常，津液的输布与肺气的敷布功能恢复，有助于痰饮瘀滞的消除，方用麻杏石甘汤合定喘汤加减。方中麻黄宣肺止咳平喘，白果敛肺祛痰定喘，二药配伍，一散一收，既能增强止咳定喘之效，又可防麻黄耗散肺气，二药取“相反相成”之意；杏仁、瓜蒌仁、川贝、半夏、陈皮皆能降气平喘、化痰止咳，加强平喘祛痰之功；双花、生石膏、黄芩清泻肺热，以解内蕴之痰热；前胡、远志化痰；甘草和中而调药，诸药相合，共奏宣降肺气、止咳平喘、清热化痰之功。

医案7

王鸿士教授：

我是河南周口市医院中医科的医生，由于初入医林，学识甚浅，每遇疑难病症往往无从着手。虽也写信于名老中医，但老中医多因年迈力衰，事务繁忙，回信甚少。今看到《工人日报》关于访问王老教授发表的“辨证论治，用当通神”的文章，方知王老教授年已六旬，身任重职，医术精良，桌前医书成摞，信件成沓，并对求医信件必亲自复笔，王老教授的忘我精神，真是感人至深。不免燃起学生求知欲望，此将临床一例久治不愈的病症向老教授请教。

患者王某，50岁，患萎缩性鼻炎10余年，近期加重。自觉头蒙，失眠，记忆力减退，鼻腔干燥，呼吸不利，腰膝酸软，食欲尚可，口渴不欲多饮，脉细，苔薄黄。本人辨证属肺肾阴虚，方用麦味地黄汤、知柏地黄汤加苍耳子、白蒺藜、辛夷等通窍之药，疗效不佳，特写信向王老教授请教，请王老教授给学生以临证指教。

敬礼

张某

张医生：

来信收到，从所述病情多属肝热阴虚、心肾不足之象。这种慢性疾患短期很难收效，今拟方寄去仅作参考，如有变化可请当地老中医商量解决。我这里因每天都有几十封信，又是多病之躯，加之杂务繁忙，很难一一回复。

希谅解。

敬礼

王鸿士

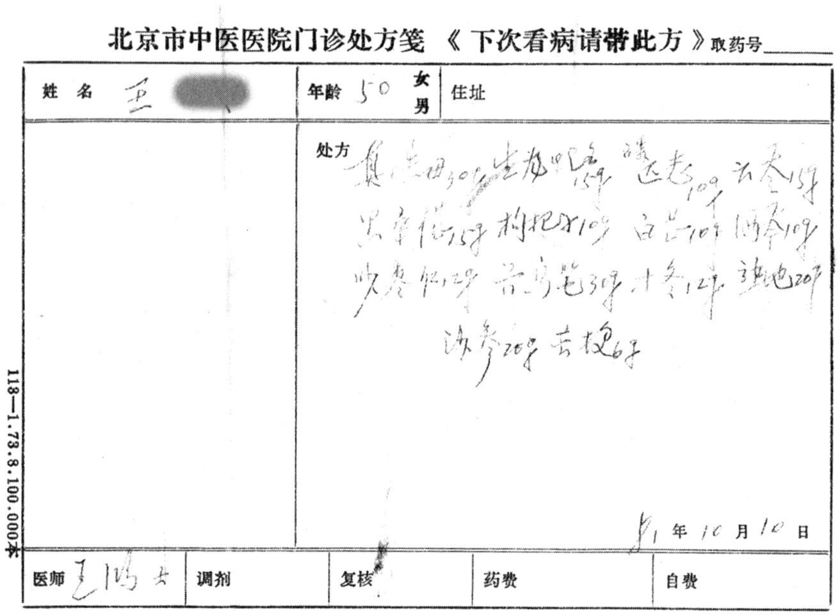
北京市中医医院门诊处方笺 《下次看病请带此方》取药号

姓名 王[redacted]	年龄 50 女 男	住址

处方

81 年 10 月 10 日

医师 王鸿士	调剂	复核	药费	自费

118—1.73.8.100.000本

【处方】

珍珠母 30g	远　志 10g	云　苓 15g	生龙牡（各）15g
黑桑椹 15g	枸杞子 10g	白　芷 10g	酒　芩 10g
炒枣仁 12g	首乌藤 30g	寸　冬 12g	熟　地 20g
沙　参 20g	苦　梗 6g		

王鸿士

1981 年 10 月 10 日

【思路解析】原发性萎缩性鼻炎的病因，现代医学并不十分清楚，大多数文献认为与营养因素、遗传因素、内分泌失调、细菌感染、免疫紊乱等因素有关，其根本原因在于体内阴津不足，不能濡润鼻腔，因此本病以虚证为主，且以阴虚证为多。早期由于燥邪伤肺，肺津受损，可兼有燥邪；后期则由于肺阴虚而伤及肾，肾为一身阴液之根，肾阴不足则肺津亦少，致鼻窍失养，鼻内干燥明显加重。临床上治疗本病常以补虚为主，兼以清热，补虚又以滋阴润肺为主。本案患者自觉头蒙、失眠、记忆力减退、鼻腔干燥、呼吸不利、腰膝酸软、口渴不欲多饮、脉细、苔薄黄，王老根据患者的临床表现诊为肝热阴虚、心肾不足之证。肝肾阴虚，津液不足，清阳不升，清窍失养，鼻为之不利，而发为萎缩性鼻炎，病程日久，出现一派虚损之象，故为难治之证，王老治以养肝肾之阴津，清肺经之浮火，敛外浮之心神，升脾肾之清阳。方中黑桑椹、枸杞子、麦冬、熟地养肺、肝、肾之阴；珍珠母、生龙牡、远志、云苓、炒枣仁养心神、敛神气；酒黄芩清肺经之热；苦桔梗、远志升清阳以达于清窍，合《黄帝内经》："清阳出上窍，浊阴出下窍"之旨。此也为王老养肝肾、清虚热、宁心神治疗失眠之又一法也。

医案8

王教授：

您好！

我是个年轻多病的患者。受尽了多种疾病的折磨，几次都想服毒轻生，然而我没有这样做，我想自己还年轻，幸运求到医术高明的、医德高尚的大夫，很快也会把病给我看好，使我重返工作岗位，于是我又坚强地活了下来。我身患多病，六年多不能工作。主要病症是：经期提前，经期腰酸痛，下腹酸痛，下身冰凉，虚汗特多，全身冰冷，多食善饥，小便有时黄热，大便溏，有时一天两次大便，全身感到空，有时月经过后，下腹还痛得厉害。每次来月经都要睡十几天起不了床。经期过后，有时有赤带或白带，身乏，无力，有时头晕耳鸣，耳痒，眼干涩，鼻干，咽干痛，有时流鼻血，有时口苦、黏腻，有时胃热，有时胃凉，下身一直凉。有时稍一活动，全身发热，口渴，身乏，外阴灼热干辣，甚者小便黄热，便血。多梦易醒，醒后很难入睡。常感全身肿胀不舒，有时感气短，气胀。头顶脱发特多，牙龈红肿，有时有出血，等等。六年多先后去过永城、开封、郑州、徐州等医院治疗，西医没有查出什么明显的病症。中医诊断有说寒，有说热，多年治疗效果都不好。原来的病症还是交替反复发作。无奈何，领导派一名同志护送我来京求医治病。体弱多病加上长途坐车，累得我已卧床休息半月多。前天一位同乡来看望我，送来一份1981年《工人日报》有关您的医术和高尚医德的介绍，阅后我们都喜出望外，盼您能在百忙中抽出一点时间给我诊治一下病。请谅解，恭候佳音。

此致

崇高敬礼

患者吴某

1983年11月3日

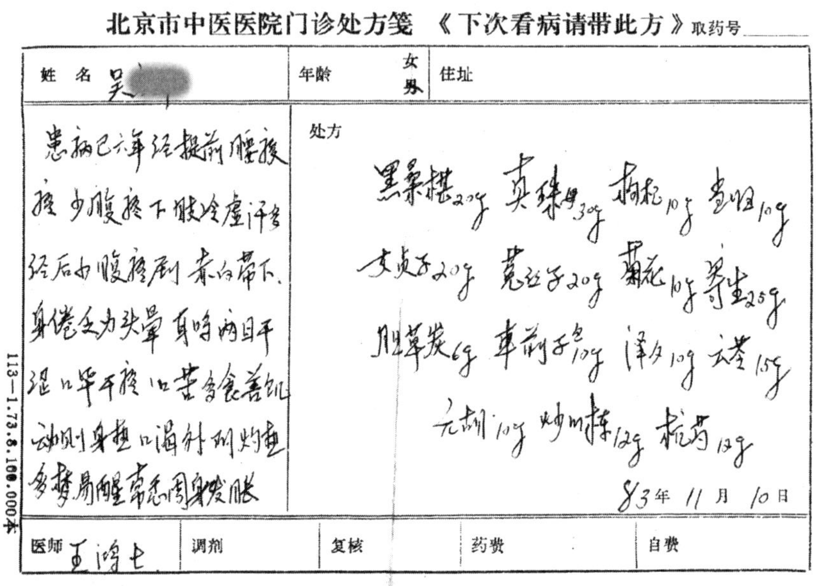
北京市中医医院门诊处方笺 《下次看病请带此方》取药号

姓名 吴	年龄 女 男	住址

患病已六年经提前腰酸疼 少腹疼下肢冷虚汗多 经后小腹疼剧 赤白带下 身倦乏力头晕 耳鸣两目干涩 口鼻干疼 口苦多食善饥 动则身热 口渴外阴灼热 多梦易醒常感周身发胀

处方

黑桑椹20g 珍珠母30g 枸杞10g 当归10g
女贞子20g 菟丝子20g 菊花10g 寄生25g
胆草炭6g 车前子10g 泽泻10g 云苓15g
元胡10g 炒川楝12g 杭芍10g

83年11月10日

113—1.73.8.100.000本

医师 王鸿士	调剂	复核	药费	自费

【现病史】患病已六年，经提前，腰酸痛，少腹疼，下肢冷，虚汗多，经后小腹疼剧，赤白带下，身倦乏力头晕，耳鸣，两目干涩，口鼻干疼，口苦，多食善饥，动则身热，口渴，外阴灼热，多梦易醒，常感周身发胀。

【处方】

黑桑椹20g	珍珠母30g	枸　杞10g	当　归10g
女贞子20g	菟丝子20g	菊　花10g	寄　生25g
胆草炭6g	泽　泻10g	云　苓15g	车前子10g（包）

元　胡10g　　炒川楝12g　　杭　芍12g

王鸿士

1983年11月10日

【思路解析】本案患者为一年轻女性，病程较长，表现主要为经行腹痛，月经先期，伴随腰酸痛，少腹疼，下肢冷，虚汗多，赤白带下，身倦乏力，头晕，耳鸣，两目干涩，口鼻干疼，口苦，多食善饥，动则身热，口渴，外阴灼热，多梦易醒，常感周身发胀，当属中医学“经行腹痛”的范畴，观其临床表现，其病机在于肝肾亏损，阴虚火旺，血少气衰，气血运行不畅，导致瘀血滞留不去，发为月经先期，经行腹痛，气血不足，心神失养，发为失眠多梦，临床表现虽多，总以肝肾虚损、虚火上炎为本，治疗以养肝肾、疏肝气、清浮火为治疗大法。方中黑桑椹、枸杞子、女贞子养肝肾之阴；寄生、菟丝子养肝肾之阳，亦有阳中求阴之意，五药合用，滋水涵木，平补肝肾之阴阳；菊花、胆草炭、炒川楝子、车前子、泽泻疏泄肝经之浮火；珍珠母安神定惊，平肝潜阳；茯苓健脾宁心；杭芍、当归、元胡养血活血以止痛。本方养肝肾、宁心神、疏肝气、清浮火，为疏养结合、标本兼治之法，体现了王老调肝脾肾、重肝肾之本治疗妇科疾病的学术思想。

医案9

王鸿士教授您好：

我阅了《工人日报》8月7日访王鸿士教授“辨证施治，用当通神”的文章，说这八个字能够治一些疑难病。更为可贵的是王鸿士教授为人民服务的精神。今天我来信请教授同志为我小孩治病，请您在百忙之中抽点时间阅阅。特此感谢。

我有一个男孩，今年10岁，六年前发现左眉梢颞颥部有一色减斑，约指顶大，后逐渐向左额角上发展，颜色变深，皮肤变硬，好似长疤后留下的疤结。近两年来继续向上越过发迹到前顶及后顶侧缘，损害中央萎缩色减，眉梢尾的皮肤光滑较硬，有时显得较粗糙，干燥时就有少许鳞屑，不痛，有痒的感觉。为此病我们去武汉求医，首先我们到省中医学院皮肤科，结论是：线状硬皮病。又到武汉医学院第一附属医院皮肤科，结论为偏侧萎缩。最后我们又到武汉市一医院皮肤科，结论是剑劈样萎缩。三个医院三种结论，但三位大夫都说此病顽固，没有很好的治疗方法，而且效果不理想。今来信一是将三个医院结论转告您，供您研究时参考；二是劳神请将诊断的结果及治疗方法告诉我们，以便及时给小孩治疗。我们诚恳希望您在百忙之中给一复信。

另：武汉市一医院处方（中药）

莪　术10g	三　棱10g	桃　仁10g	丹　参10g
鸡血藤10g	川　芎10g	川续断10g	沙　参10g
丹　参5g			

附照片一张

此致

敬礼

田某

1981 年 8 月 10 日

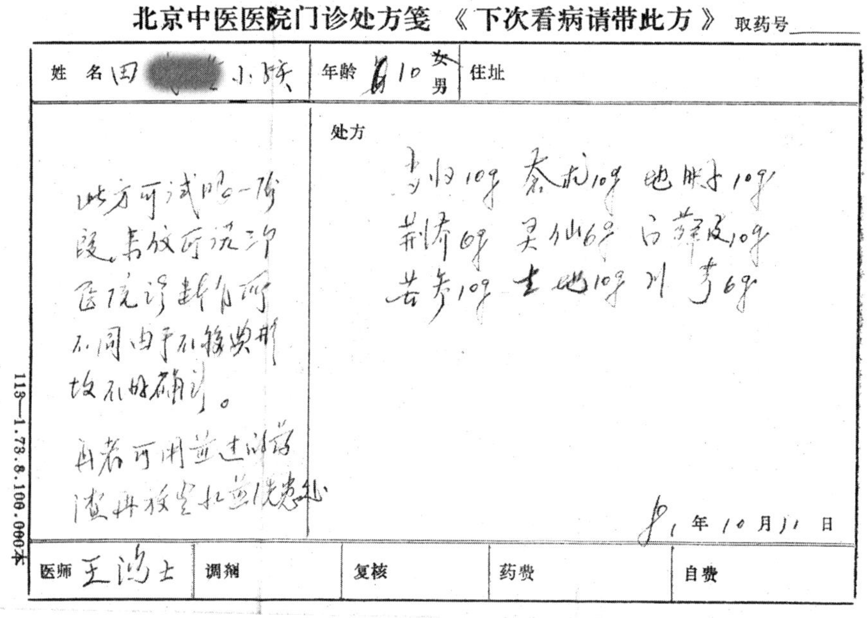

北京中医医院门诊处方笺 《下次看病请带此方》 取药号

姓名 田[redacted]小孩　年龄 10　女　住址

此方可试服一阶段。来信所说沪医院诊断有所不同，由于不能见形故不好确诊。

再者可用[illegible]

处方

当归10g 苍术10g 地肤子10g

荆芥6g 灵仙6g 白藓皮10g

苦参10g 生地10g 川芎6g

81 年 10 月 11 日

医师 王鸿士　调剂　复核　药费　自费

113—1.73.8.100.000本

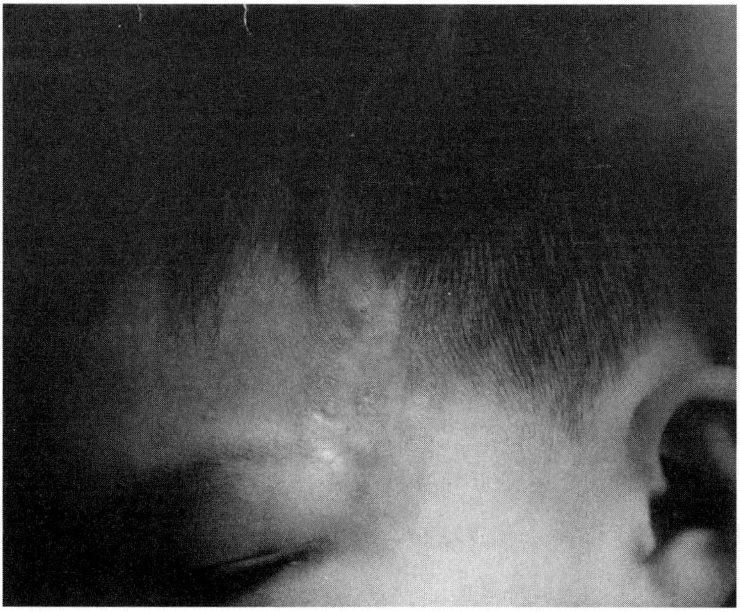

【处方】

当　归 10g　　苍　术 10g　　地肤子 10g　　荆　芥 6g
威灵仙 6g　　白鲜皮 10g　　苦　参 10g　　生　地 10g
川　芎 6g

嘱：此方可试服一阶段，来信所谈三医院诊断有所不同，由于不够典型，故不好确诊。再者可用煎过的药渣再放些水煎，洗患处。

王鸿士

1981 年 10 月 11 日

【思路解析】硬皮病是一种自身免疫性疾病，是以局限性或弥漫性皮肤及内脏结缔组织纤维化或硬化，最后发生萎缩为特征的疾病。该病病因未明，可能与遗传、环境因素或感染导致的免疫系统激活、微血管功能障碍、胶原增生有关，根据受累范围、程度、病程，临床上分为局限性和系统性硬皮病，属于中医“皮痹”的范畴。本病多因正气不足，卫外不固，风寒湿邪侵袭肌肤，痹阻经络，气血运行不畅，肌肤失养所致，中医认为本病的病因与风寒湿三邪有密切关系，由于素体气血虚弱，卫外不固，腠理不密，风寒湿邪乘虚而入，客于肌肤经络之间，致营卫不和，气血凝滞成痹，皮肤失荣受损而形成本病，故以养血活血、祛风除湿为本病的基本治法。本案患者皮损中央萎缩色减，皮肤光滑而硬，有时较为干燥时，伴有少许鳞屑，瘙痒，为皮肤营卫气血不足，皮失所养，风湿之邪痹阻皮肤，发为皮痹，治疗以养血活血、散风祛湿止痒为法。方中当归、生地、川芎养血活血，取“治风先治血，血行风自灭”之意；苦参、苍术、地肤子、荆芥、白鲜皮、威灵仙清热燥湿、理血通络、祛风止痒。本案体现了王老养血活血、清热燥湿、祛风止痒治疗皮肤病的学术思想。

医案10

敬爱的王鸿士副教授您好：

我们夫妇怀着十分崇敬的心情，反复几次读了《工人日报》刊登的关于您“辨证施治，用当通神”的报道，深为您用当通神的神医般医疗技术而感动，祖国医学有了您老人家这样的现代华佗，祖国感到骄傲，我们感到自豪。

我们是祖国西南边疆的云南省人。1977年结婚，1978年生一女孩。1979年响应国家计划生育的号召，领了独生子女证。家庭里有了这么个小生命后，增添了不少欢乐，但美中不足的是，女儿今年5月去省第一人民医院做活体组织检查确为局限性硬皮病。因此，为这又使全家人常常心神不宁。

1981年5月14日化验结果如下。病理诊断：送检皮肤组织示表皮变薄，真皮内胶原纤维增多和肿胀，伴有均质性改变，血管壁增厚及内皮细胞略增生、肿大，血管周围及真皮上层少许淋巴细胞浸润。上述病变基本符合局限性硬皮病（中期）改变。

病史：孩子在半岁时，给她洗澡时发现右大腿上有一小块皮肤变硬，皮肤颜色比一般的稍深一点，当时面积约3cm×4cm。去医院看了几次，当地医生也说不出个所以然，连他们自己都说，这么多年来还是头一次遇到这种情况，他们认为可能不要紧，因此我们也就没有过多放在心上。直到今年以来，觉得皮肤变硬面积增大了，现也有5cm×15cm大小，到省第一人民医院就诊，最后他们得出的结论也就是局限性硬皮病。医生建议：服用强的松（泼尼松），每日3次，1次1小片。中药治疗。自今年5月28日至今，每天中西药不断。

由于长期服用激素药（强的松），孩子发胖，产生的副作用很严重，所以又重新到省人民医院复诊，医生要我们停服西药，改用中药治疗，现在西药也降到每天1次，吃半片。自吃起中药后，每天3次，三天两付药，自5月底至今从未停过。共吃药50多付，效果不显著，情况就是这些。希望您老人家在百忙之中抽出点时间来看一看我们的来信，指点指点，给我们一点建议和治疗方案，能为我们开一个处方更好，早日解除我们的后顾之忧。我们相信为了我们的心血，祖国的花朵的健康成长，您老人家是一定尽力而为的。我们全家等待着那幸福的回音。

祝健康

李某　周某

1981年8月28日

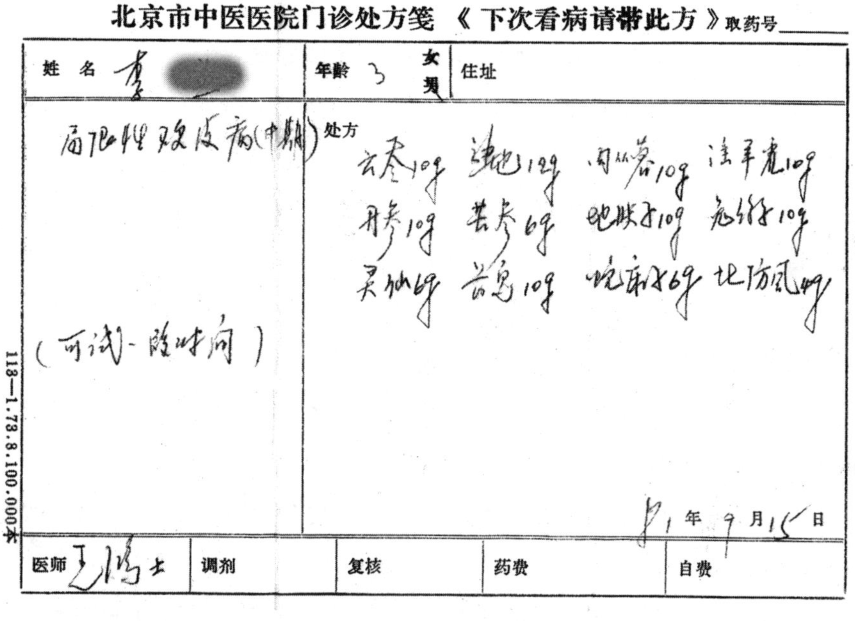
北京市中医医院门诊处方笺 《下次看病请带此方》取药号

姓名 李[redacted]　年龄 3　女 男　住址

局限性硬皮病（中期）

（可试一段时间）

处方

云苓10g　熟地12g　肉苁蓉10g　淫羊藿10g

丹参10g　苦参6g　地肤子10g　菟丝子10g

灵仙6g　首乌10g　蛇床子6g　北防风4g

81年9月15日

医师 王鸿士　调剂　复核　药费　自费

118—1.73.8.100.000本

【**现病史**】局限性硬皮病（中期）。

【**处方**】

云　苓10g	熟　地12g	肉苁蓉10g	淫羊藿10g
丹　参10g	苦　参6g	地肤子10g	菟丝子10g
威灵仙6g	首　乌10g	蛇床子6g	北防风4g

嘱：可试一段时间。

王鸿士

1981 年 9 月 15 日

【思路解析】本案患者为一 3 岁女童，半岁时，发现一块皮肤变硬，长期服用激素，身体发胖，而病变不见好转。其先天禀赋不足，加之药物影响，易致肝肾不足，“邪之所凑，其气必虚”，肝肾不足，风湿之邪郁阻于皮肤而发为本病，治疗以益肝肾、活血祛风除湿为主。方中熟地、肉苁蓉、淫羊藿、菟丝子、首乌益肝肾；丹参、云苓、威灵仙养血活血、健脾除湿；苦参、地肤子、蛇床子、防风祛风除湿止痒。养肝肾益精血、活血祛风除湿是王老治疗皮肤病的又一法。

医案 11

王主任：

您好！

近日身体好吧？工作忙吧，全家一切都很好吧？

我和我母亲离开北京已有 1 个多月了，在北京看病时，给你添了不少的麻烦，增加了不少的负担，使我和母亲深感不安。

我和母亲一路很顺利地回到了家，回来后我母亲按主任的叮嘱服药，共服 21 付。服药后，我母亲已感觉睡眠好多了，吃饭也比从前能吃了，身体有所好转，但服药后身上出现了一些红血点，脚跟走路疼一些。经过化验检查为血小板比以前减少了一些，其他一切都很好！

服药完后，我母亲让我给主任把处方寄去，让王主任多多费心再给出一处方寄来为盼。

我们集安县出特产人参，木耳，秋后一定给主任寄上些，以表我们的感谢之心。

父母让我问王主任好，有何我们能办到的一定尽一切力量给办。

王主任有机会到东北来时，请一定到集安我们家做客。

此致

敬礼

龙某

1984 年 6 月

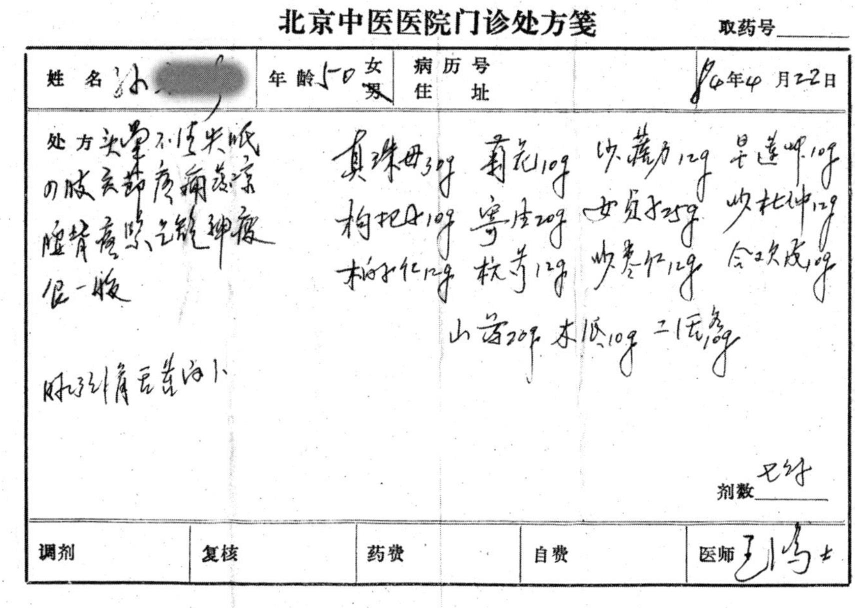
北京中医医院门诊处方笺　取药号

姓名 [redacted]	年龄 50 女 男	病历号 住址	84年4月22日

处方 头晕不清失眠 四肢关节疼痛发凉 腰背疼紧气短神疲 食一般

珍珠母30g 菊花10g 炒蒺藜12g 旱莲草10g
枸杞子10g 寄生20g 女贞子25g 炒杜仲12g
柏子仁12g 杭芍12g 炒枣仁12g 合欢皮10g
山药20g 木瓜10g 二活各10g

脉弦滑舌苔白

剂数 七付

调剂	复核	药费	自费	医师 王鸿士

【**现病史**】头晕不清，失眠，四肢关节疼痛发凉，腰背疼紧，气短，神疲，食一般。脉弦滑，舌苔白。

【**处方**】

珍珠母 30g	菊　花 10g	炒蒺藜 12g	旱莲草 10g
枸杞子 10g	寄　生 20g	女贞子 25g	炒杜仲 12g
柏子仁 12g	杭　芍 12g	炒枣仁 12g	合欢皮 10g
山　药 20g	木　瓜 10g	二　活（各）10g	

7 剂

王鸿士

1984 年 4 月 22 日

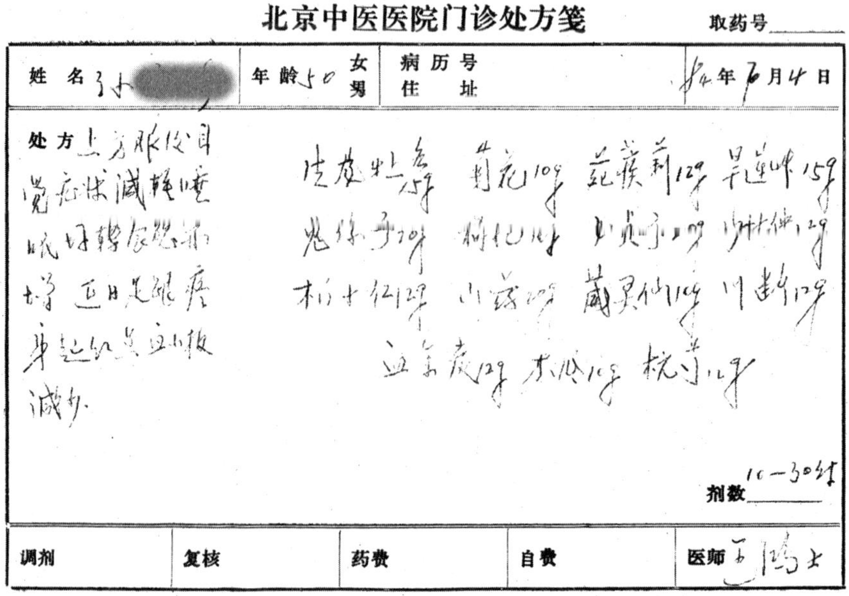
北京中医医院门诊处方笺　取药号

姓名 [redacted]　年龄 50　女/男　病历号　住址　84年7月4日

处方 上方服后自觉症状减轻睡眠好转食欲亦增 近日足跟疼 身起红点血小板减少

生龙牡各15g　菊花10g　苑蒺藜12g　旱莲草15g
菟丝子20g　枸杞10g　女贞子20g　炒杜仲12g
柏子仁12g　山药20g　威灵仙10g　川断12g
血余炭12g　木瓜10g　杭芍12g

剂数 10—30付

调剂　复核　药费　自费　医师 王鸿士

【现病史】上方服后自觉症状减轻，睡眠好转，食欲亦增，近日足跟疼，身起红点，血小板减少。

【处方】

菊　花 10g	苑蒺藜 12g	旱莲草 15g	生龙牡（各）15g
菟丝子 20g	枸　杞 10g	女贞子 20g	炒杜仲 12g
柏子仁 12g	山　药 20g	威灵仙 10g	川　断 12g
血余炭 12g	木　瓜 10g	杭　芍 12g	

10～30付

王鸿士

1984年7月4日

【思路解析】失眠多由痰火思虑所致。痰火扰乱，心神不宁，思虑过度，火炽痰郁，是导致失眠的主要原因，而肾水不足，真阴不升，心阳独亢，阳不入阴，亦可导致不寐。本案患者头晕不清、失眠、四肢关节疼痛发凉、腰背疼紧、气短、身疲、舌苔白、脉弦细，是肝肾阴阳不足，心神失养，阳不入阴，阳气浮游于外而导致，治当以养肝肾、益心神、敛心气、安神定志为法。方中珍珠母滋肝阴、清肝火、平肝潜阳、安神魂；旱莲草、枸杞子、桑寄生、女贞子、杜仲养肝益肾；柏子仁、炒枣仁、合欢皮养心安神；山药、白芍、木瓜、独活、羌活健脾养血柔筋，祛肌表之风湿；菊花、炒蒺藜平肝解郁，疏肝经之风热；生龙牡益阴潜阳、收敛神气。此方为王老滋阴潜阳、清肝养心安神治疗不寐之一法。

医案 12

尊敬的王鸿士老教授：

安好！

我在 8 月 7 日《工人日报》上看到“辨证施治，用当通神”的专访文章后，产生了求生的欲望，本意即投书相求，但想到年事高迈的您担负着许多重要职务，时间对您是难得的宝贵，所以未敢冒昧。十几天来我反复酌量，等死不如求生，哪怕只有万分之一的希望。尽管过去曾多次投书无望，我认定还是要麻烦您，望请原谅。

我是个农民，今年 32 岁，20 岁那年左手拇指突感木乱，随后左半身知觉减退。十几年我跑了无数大小医院，找了许多中西医，可病情丝毫未能抑制。现在全身肌肉萎缩，脊背发紧，两手将废，步如醉翁，生活不能自理，可病情还在发展。我家只有三口人，两位 60 多岁的父母，为我的病操劳，两位老人的身体也过早衰老了。我明白自己患了不治之症，感到活着也是老人的包袱，曾不止一次要自尽，但都被发现。母亲抱住我泣不成声说：孩子，要死咱一块……我知道死神已拖住了我，但绝望中我还要寻求一线再生的希望。当我从报上知道您是一位世家出身的老中医教授，又是善于辨证施治的名医时，又怎能不向您伸出一只求救的手呢？

病情自述：1968 年 11 月左手拇指感到发木，随后发展到食指、中指，接着左手和胳膊变得无力，知觉减退，以后逐渐发展到左半身，三个月后我去远东医学院附属神经科诊治，医生说是“脊髓空洞症”。尽管用了许多西药，和服用几次放射性同位素碘131，但都不见效。于是我改找中医，可是中医说法各不相一，有说是“风湿”的，有说是“气血不足”的，有说是“痿证”的，十几年来药吃了无数，不但左手逐渐变废，而且右手也慢慢无力，不听支配，背部发紧，逐渐往下扩展，以致行走不稳，脚下无力，头几年曾服用过几盒中药成药“虎潜健步丸”，感觉有效，但后来医院无药，尽管我托了许多人跑了很多地方，可是至今没有买到。

我曾在山东省人民医院多次对头部、脊部拍片都未见异常。

尊敬的王老教授，您能救我一救吗？

谢谢您。

患者　徐某

1981 年 8 月 25 日

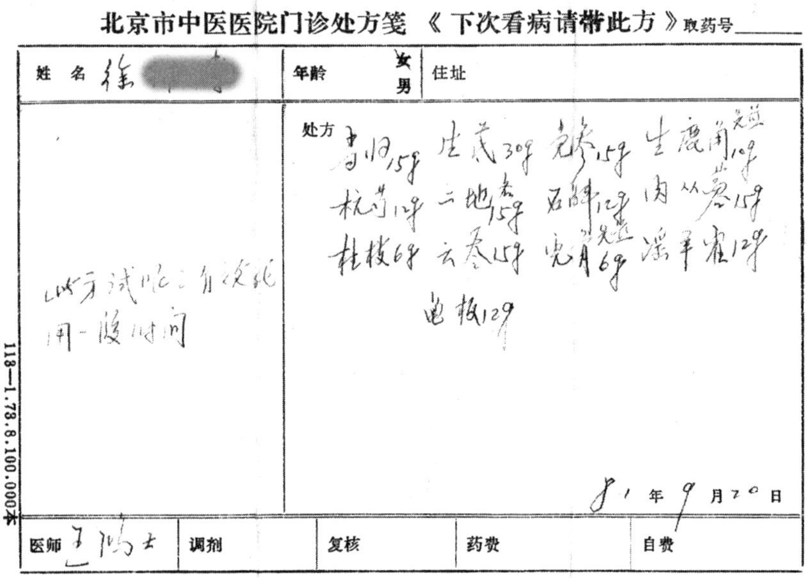
北京市中医医院门诊处方笺 《下次看病请带此方》取药号______

姓名 徐[redacted]	年龄　女 男	住址

此方试服之有效就用一段时间

处方 当归15g 生芪30g 党参15g 生鹿角10g 先煎
杭芍12g 二地各15g 石斛12g 肉苁蓉15g
桂枝6g 云苓15g 虎骨6g 先煎 淫羊藿12g
龟板12g

81 年 9 月 20 日

118—1.73.8.100.000本

医师 王鸿士	调剂	复核	药费	自费

【处方】

当　归 15g	生黄芪 30g	党　参 15g	生鹿角 10g（先煎）
杭　芍 12g	石　斛 12g	肉苁蓉 15g	二　地（各）15g
桂　枝 6g	云　苓 15g	淫羊藿 12g	虎　骨 6g（先煎）
龟　板 12g			

嘱：此方试服之，有效就用一段时间。

王鸿士

1981 年 9 月 20 日

【思路解析】 脊髓空洞症是一种缓慢进展的脊髓变性疾病，临床表现以痛温觉减退和深感觉保存的分离性感觉障碍为特点，如下运动神经元障碍、长束传导功能障碍及营养障碍，病因及发病机制尚不清楚，目前尚无特效疗法，多以营养神经为主保守治疗，效果不理想。根据脊髓空洞症临床表现，可归属于“痿证”“痹证”等范畴。本案患者慢性起病，首先表现为左手拇指麻木，逐渐发展到食指、中指，左手和胳膊无力，知觉减退，左半身、左手逐渐变废，背部发紧，行走不稳，脚下无力，根据临床表现，当属于中医“痿证”的范畴，其根本病因在于精气亏损，督脉空虚，髓海不足，治宜滋肝养阴、补肾填髓、调补阴阳。脾主四肢，脾胃气血不足，化生乏源，亦可导致四肢痿软而不用，久则影响至肝肾及任督二脉，故治疗首用生黄芪、党参、桂枝、云苓大建中州之气，以使化源充足；肝为风木之脏，主藏血，内寄相火，相火来源肾中元阳，故相火虚衰，肝寒随之应变，若温补肾阳，则肝阳自生，故用生鹿角、虎骨、淫羊藿、肉苁蓉温补肾阳，龟板、石斛、二地、白芍养肝肾之阴，诸药合用，补益中气、滋肝养阴、补肾填髓、调补阴阳，使四肢之阳气得通，筋脉得养。

医案 13

王老：

你好，请允许我这样称呼你。

我从《工人日报》上看到了您为患者治病的报道，从而了解了你的医术是高明的。治好了不少当前不能治疗的比较难治的病，你为患者解除了痛苦，你为大众治病贡献了你的全部才能和智慧。我怀着激动的心情看完了这篇报道。当时我想，你老人家是否能治“脑积水”这种病呢？我把我的想法告诉了工友们，有的说，你去封信问一问是否能治，还有的说，咱们是小地方的人，大地方大医院的医生就是能治，也不一定给治。我一听，非常生气，我说，王老不是那种人，你们如不相信，报纸这里有，你们看一看好了。当他们看完报纸以后，都说你老人家这个忙一定会帮的。所以在大家的帮助下，我才给你老人家写了这封信。

写到这里，心里非常不安，我想本应该亲自登门拜访。可是两地太远，不能亲自前往，只能写信一封，请你老人家不要说我有什么架子，还请你老人家多多原谅。

现在我把小孩的病情给你老人家说明一下。

女孩，2 周岁，精神正常，记性好，知道吃喝，知道饥饱，神志清楚。主要是脑袋大，经当地医院诊断是“脑积水”，别无他病。

脑袋大，以致造成站不稳，坐不住。

王老，我去了很多的地方，都说目前没有好的治疗的办法。也有好心的医生同志告诉我，中医能治疗这种病。通过报纸的介绍，知道你老人家治好了不少的不治之症。所以我今特书信一封给你老人家，请你老人家多多帮助。我盼着你老人家的回音。

祝你工作顺利，身体安康。

此致

敬礼！

张某

1981 年 8 月 10 日

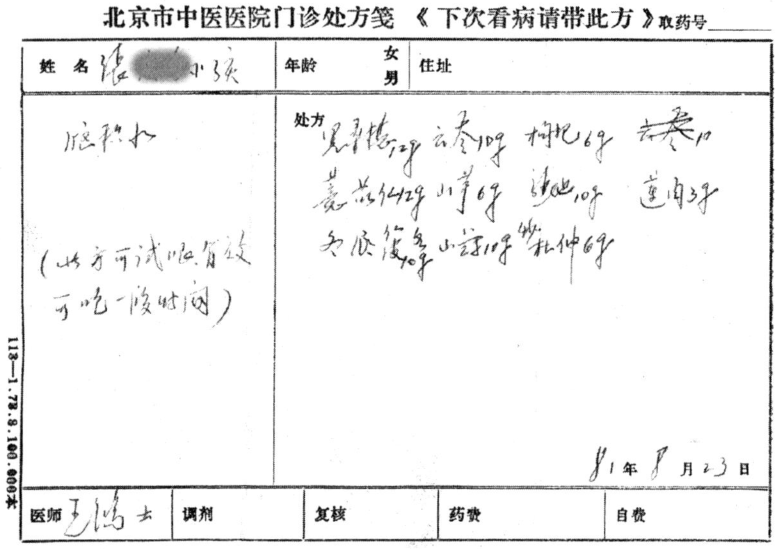
北京市中医医院门诊处方笺 《下次看病请带此方》取药号

姓名 张[redacted]小孩　年龄　女 男　住址

脑积水

（此方可试吃有效可吃一段时间）

处方 黑桑椹12g 云苓10g 枸杞6g 云苓10 薏苡仁12g 山萸6g 熟地10g 莲肉3g 冬瓜仁皮各10g 山药10g 炒杜仲6g

81年8月23日

医师 王鸿士　调剂　复核　药费　自费

113—1.78.8.100.000本

【现病史】脑积水。

【处方】

黑桑椹 12g	云　苓 10g	枸　杞 6g	薏苡仁 12g
山　萸 6g	熟　地 10g	莲　肉 3g	冬瓜仁皮（各）10g
山　药 10g	炒杜仲 6g		

嘱：此方可试吃，有效可吃一段时间。

王鸿士

1981 年 8 月 23 日

【思路解析】脑积水是因颅内疾病引起的脑脊液分泌过多、循环和吸收障碍而致颅内脑脊液存量增加，脑室扩大的一种顽症，属中医“解颅”的范畴。《诸病源候论》载：“解颅者，其状小儿年大，囟应合而不合，头缝开解是也”。头为诸阳之会，又为精明之府，督脉向上循行于脑，患儿先天禀赋不足，肾精不充，难以主骨生髓，脑失髓养，髓海空虚，或患儿阳气不充，则水失气化，或先天肾气不足，后天脾湿不运，水液代谢障碍，致水邪潴留于头颅清窍之中，囟门开解而发为本病。脾肾两虚是病之本，水湿聚积是病机之关键，治疗当以补肾健脾以扶正固本，利水除湿祛邪以治其标。方中黑桑椹、枸杞、山萸肉、熟地、炒杜仲平补肾之阴阳；云苓、薏苡仁、莲肉、冬瓜仁、冬瓜皮、山药健脾利尿除湿。健脾补肾利湿是王老治疗本病的主要方法。

医案14

王教授：

您好。看了今年8月7日《工人日报》刊载题为“辨证施治，用当通神”的关于您的报道以后，我对您精湛的医学技术非常钦佩。我是一个得病后久治不愈的患者，看了您的事迹，使我又产生了希望。故此，冒昧给您去信，恳请您能在百忙之中，抽出一点时间，审查我的病情。如蒙赐以良方，不胜感激。

现将我的病情详记如下：我今年56岁，男。45岁以前，身体无病，健康一般。46岁血压略高，160/90mmHg左右，但并无任何感觉。当年冬，一个夜间正熟睡之际，忽觉头晕目眩，全屋似在转动，全身无力，呕心。当夜血压为180/90mmHg。大夫以为是高血压症状，给服降压药，但一周后无好转。后经天津市医学院附属医院耳科查诊，确诊系左耳半规管麻痹，兼血压高。耳科用电针刺疗法，兼服中药，治约3月余，头晕目眩呕吐无力诸症消失。唯血压较前增高，且处于不稳定状态，最高为220/110mmHg，低时130/90mmHg，持续五年之久。由于我一直未断服降压药物，后来血压降至170/90mmHg左右，比较稳定。在患高血压期间，毫无头晕目眩呕心等感觉，饮食睡眠大小便一切正常，毫无不舒适的感觉。不想，在两年前的春天，左耳忽然大鸣，如刮大风，又像半导体收音机之干扰台，鸣声很大，昼夜持续无间断。有时还伴有脑涨，稍晕，脑内浑浊不清。几天以后，伴症消失，耳鸣照常。经多处医院的耳科、内科中医中药、针刺等长时期治疗，一直没有效果。西医说是耳神经响，此病不好治；中医说是肾虚。从今年5月以后，因长期治疗无效，我一气之下不再治它。现在，左耳大鸣仍如前状，伴症时有时无，左耳已经全聋，而且有耳堵的感觉。血压保持在150/90mmHg左右，而且比较稳定。

2年来，耳鸣病虽然未影响工作，（我一直上班），但它却无时无刻不在折磨着我的精神。试想，左耳犹如有一架收音机的干扰台长期轰鸣，精神之痛苦，苦不堪言！现在，我除此病外，其余自觉良好，饮食睡眠二便俱佳，体力亦还不错，早晨还能跑跑步。我真不敢相信，耳鸣竟会成为我的不治之症！

王教授，上面就是我的具体情况，请抽暇审阅，如能解除我这么多年的痛苦，我太感激了。

此祝

夏安

李某敬上

1981年8月13日

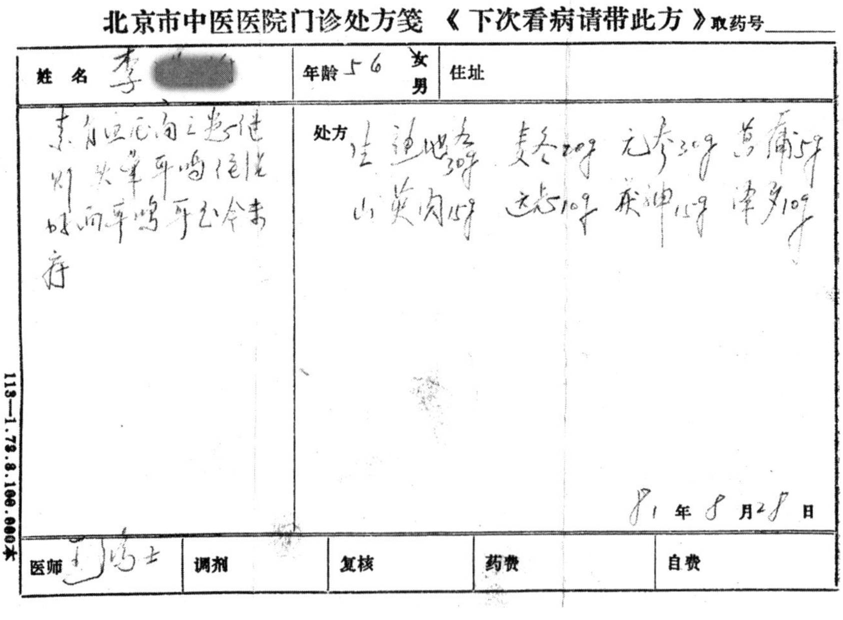

【现病史】素有血压高之患，继发头晕目眩经治好，而耳鸣耳聋至今未愈。

【处方】

麦冬20g	元参30g	菖蒲5g	生熟地（各）30g
山萸肉15g	远志10g	茯神15g	泽泻10g

王鸿士

1981年8月28日

【思路解析】耳鸣与耳聋临床上常常同时或先后出现，属于中医学"耳鸣"或"聊秋"的范畴，是多种耳科疾病乃至全身疾病的一种常见症状，包括血管源性耳鸣和肌源性耳鸣，可见于咽鼓管异常开放、颞颌关节病变及心血管疾病、代谢性疾病、神经科疾病、贫血、偏头痛、碘或锌缺乏、肾病等，主要机制是听神经纤维及各级中枢神经元自发放电节律失常，高级听觉中枢错误地将听觉通路的这种异常神经活动感知为声音。明代张景岳创五闭之说，认为"耳聋……其证有五，曰火闭；曰气闭；曰邪闭；曰窍闭；曰虚闭。"火闭因温热之邪或五志化火所致，治宜清热泻火；气闭因肝气失疏、脾胃失健而致，治宜理气化痰；邪闭即风邪外侵所致，治宜疏风解表；窍闭因忧思过多所致，治宜交通心肾；虚闭因年老体衰、久病伤肾、房室过度、劳倦过度或大病久所致，治宜补肾填精、益气养血、升阳通窍。

本案为一老年患者，素有血压高之患，继发头晕耳鸣10余年，根据其描述，当属肝肾不足，心肾不交之证。因久病耗伤而致肾元亏虚；肾阴不足，阴精亏损而耳窍失养，肾阴不足，心火上炎，心肾不交而心火亢盛致耳鸣。故王老运用补肝肾、益精血、交通心肾之法治疗。方中生熟地、麦冬、元参、山萸肉养肝肾之阴，敛浮逆之虚火；泽泻利水渗湿，清泻肾火；远志、茯神安神定志，交通心肾；犹妙在加一味菖蒲，菖蒲味辛苦性温，归心胃经，功能芳香化湿、豁痰降浊、明耳目，有化痰开窍、通心气之用，其味辛苦，能上能下，温可通络，苦可燥湿化痰，用在本方助远志、茯神交通心肾，助熟地、麦冬、元参、山萸肉养肝肾之品达于耳窍，以达聪耳开窍之目的。此为王老治疗虚证耳鸣之一法。

医案15

王大夫，王伯伯：

我在8月7日《工人日报》上看到了关于您老人家“辨证施治，用当通神”的文章，看到您医治了很多疑难病证，我的心情非常激动。我想，我的病如果能够治好，那是一辈子也感恩不尽啊！我将用我健康的身体，加倍学习和工作，夺回那些因病而损失的时间。我今年19岁，生在国家困难时期，只几个月大小时就得了哮喘病，至今已18年之久，疾病的摧残使我几乎失去生活勇气，卧床不起。从1980年起，我的病情有所好转，但还天天靠吃氨茶碱才能维持。1980年我被照顾高中毕了业，到电机厂当电工，每月病假7～8天。我热爱工作，看到师傅们工作那股劲头，自己很受感动，但自己又心有余而力不足。为了坚持上班，有时“氨茶碱”吃8～10粒，就这样也很难控制，病发时真想马上死去了事，为此我爸爸妈妈到处求医，花了大量的钱，但也无济于事，我整日在苦闷中生活，很多活动不能参加，我爱好音乐，喜欢唱歌和看文字书籍，但都被“病鬼”给削弱了。当我看到报纸介绍您的医药技术，我又增强了信心，王伯伯您能给我看病吗？恳求您老人家给我答复，给予希望。

祝您身体健康。

苏某

1981年8月8日

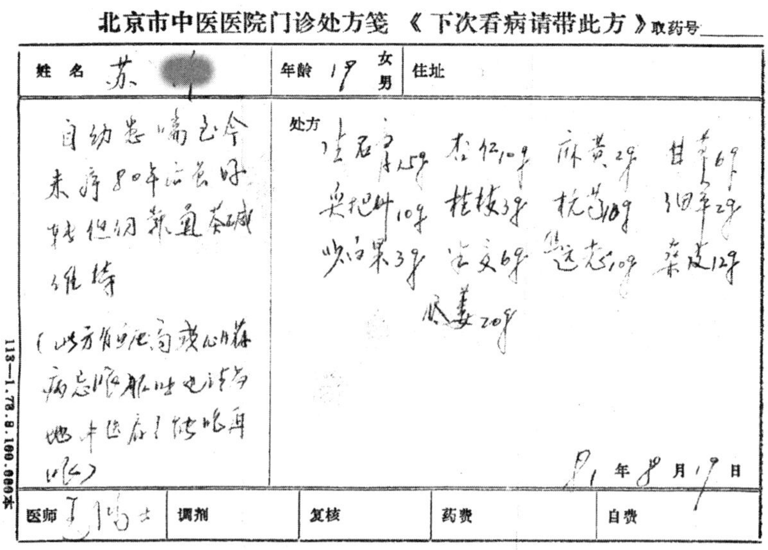

【现病史】自幼患喘，至今未停。1980 年后虽好转，但仍靠氨茶碱维持。

【处方】

生石膏 15g	杏 仁 10g	麻 黄 2g	甘 草 6g
炙杷叶 10g	桂 枝 3g	杭 芍 10g	细 辛 2g
炒白果 3g	半 夏 6g	焦远志 10g	桑 皮 12g
瓜 蒌 20g			

王鸿士

1981 年 8 月 19 日

【思路解析】本案为王老运用麻杏甘石汤治疗喘证的医案，麻杏甘石汤出自《伤寒论》第 63 、162 条，用治“发汗后汗出而喘，无大热者”和“下后若汗出而喘无大热”之症，《伤寒贯珠集》载“发汗后汗出而喘，无大热者其邪不在肌膜而入肺中。缘邪气外闭之时，肺中已自发热。发汗之后，其邪不从汗出之表者，必从内而并于肺耳”，《名医方论》认为“此治寒深入肺，发为喘热也。汗既出矣而喘是寒邪未尽，若身无大热则是热壅于肺。”此病机为病已由外寒转化为里热，“无大热者”实为该方的病理。王老用该方，其意在于透表祛邪、清里热、定喘。方中麻黄开发肺气，杏仁宣肺定喘，石膏清肺热，麻黄配石膏则能发泄肺中郁热，甘草和中益气，诸药合用共收辛凉宣泄、清肺化痰平喘之功。经云：肺欲收，急食酸以收之，用酸补之，辛泻之。白果、白芍酸以敛肺气、定痰喘；桂枝、半夏、细辛发散肺中寒湿，与酸敛之白果、白芍同用，收中有散，散中有收，以调肺气之升降出入，不使肺气发散过度。肺与大肠相表里，肺脏为病，可以表现为肺气肃降与大肠传导功能异常，而大肠的传导功能，则需要肺气的推动，六腑以通为用，大便秘结，肠腑不通，亦可表现为喘息，甚至不能平卧，润而通腑是治疗喘证的常用治法，王老运用瓜蒌利大便、润肺燥、降火、涤痰结，枇杷叶清肺降逆，远志、桑白皮泻肺平喘化痰。本方体现了王老清肺平喘、化痰通便、酸收与辛散同用治疗顽固性哮喘的学术思想。

医案 16

尊敬的王教授：您好！

我是江西人，女，30 岁，工人。患“肾结石”4 年余，曾多方求医均无疗效。特别是从去年四月份本人做“结扎”手术后，腰疼有增无减。去年冬天开始，经常手、脸以及全身浮肿，恶心、反胃、气紧，头顶痛。经当地医院超声、心电图检查都无什么异常。我曾服用石淋通 10 多天，淋厚辛砂汤 20 多剂，黄芪防己茯苓汤 10 多剂，排石汤 30 多剂，吴萸汤 8 ~9 剂，草药：金钱草、车前草、淡竹叶等都吃了很多。服药后，病情没什么好转，反而经常胃痛，手足发麻，精神不振，月经不正常。医生总说我十分虚。今年 5 月腹部平片，右肾区可见 0.5cm × 1.5cm 的长形密度增高阴影，同侧骶髂关节下缘骨质增生，髋臼处缘骨形成，余无异常。发病时痛得难过，有时右胸肋骨下也疼，经常血尿，尿量时多时少。今年我在地区医院求诊，医生叫不要再吃药了，秋后手术处理。现在我工作都非常困难。

尊敬的王教授，我是工人，我爱人是农民，我们这里福利条件差，劳动强度很大。我们这里是山区，要是万一动手术，以后我的生活怎么办呢？我怎么能丧失劳动呢？最近我从报上看到一条消息，使我增了一点信心，看看能否有希望。就是说您治疗过各种类型的“结石”，疗效都很满意。因此我也就放大胆量，很不礼貌的打扰您。敬请给予帮助。解除痛苦。我全家表示衷心的感谢。

敬祝

身体健康！

王某

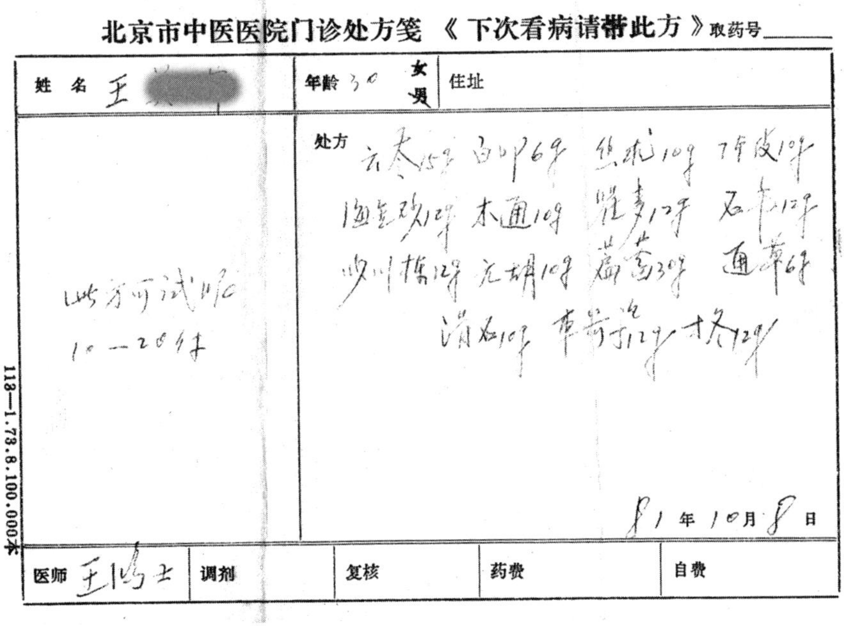
北京市中医医院门诊处方笺 《下次看病请带此方》取药号

姓名 王[redacted] 年龄 30 女 住址

处方 云苓15g 白叩6g 焦术10g 陈皮10g 海金沙12g 木通10g 瞿麦12g 石韦12g 炒川楝12g 元胡10g 萹蓄30g 通草6g 滑石10g 车前子12g 寸冬12g

此方可试服 10—20付

81年10月8日

118—1.78.8.100.000本

医师 王鸿士 调剂 复核 药费 自费

【处方】

云　苓15g	白　蔻6g	焦　术10g	陈　皮10g
海金沙12g	木　通10g	瞿　麦12g	石　韦12g
炒川楝12g	元　胡10g	萹　蓄30g	通　草6g
滑　石10g	寸　冬12g	车前子12g（包）	

嘱：此方可试服10～20剂。

王鸿士

1981年10月8日

【思路解析】肾结石是临床常见病和多发病，有的无明显的临床表现，但也可表现为脓尿、血尿、肾绞痛，甚至导致慢性肾衰竭。本病属于中医“石淋”的范畴，多急性发作，经久不愈。肾结石急性期多因饮食不节，过食辛热肥甘之品，或嗜酒太过，脾胃运化失常，湿热蕴结下焦，煎熬尿液聚结而成；缓解期多因湿热之邪久蕴，结石久留不去，气阴耗伤，水不行石而发。本案患者为一年轻女性，患肾结石病多年，每次发作疼痛异常，常有手、脸以及全身浮肿、恶心、反胃、胸闷、头顶痛等症状，其病机主要为湿热蕴结下焦，如《金匮要略》所言“热在下焦者，则尿血亦令淋泌不通。”亦如《医宗必读》所言“石淋者，有如砂石，膀胱蓄热而成，正如汤瓶久在水中底结白礞也”，因此下焦湿热蕴结是本病的基本病机，治宜清热利湿，方用八正散加减。海金沙利尿通淋止痛，为治结石之要药，《本草纲目》载（海金沙）“治湿热肿满、小便热淋、膏淋、血淋、石淋、茎痛，解热毒气”；石韦、车前子、滑石、瞿麦、萹蓄、木通利尿通淋、化瘀消滞、缓急止痛；脾胃为后天之本，湿热之产生多与脾胃有关，故用云苓、白豆蔻、焦白术、陈皮健脾益气利湿，且有补脾益肾之妙；用炒川楝、元胡以疏肝理气止痛；湿热已久，加之大量清利湿热之品，恐伤其阴液，故加用麦冬以养肝肾之阴。

医案 17

敬爱的王鸿士大夫：

首先祝您身体健康，精神愉快。

桑寄生 24g	菟丝子 12g	熟　地 15g	丹　皮 9g
杜　仲 12g	枸　杞 9g	山　药 12g	茯　苓 12g
猪　苓 12g	苍　术 6g	泽　泻 9g	川　柏 9g
灯　心 9g	补骨脂 12g		

您的上方在我地流传甚广，治肾炎病不少，唯有我的小孩虽也是水肿病，吃了却病情恶化，现已达到高度水肿，尿少尿红，舌紫红，喝水少，化验尿蛋白（＋＋＋），上皮细胞（＋），白细胞（＋），红细胞（＋），管型（＋）。平时离利尿药就不尿。医院住遍，所有医生求遍，水肿好不了，时间已有 3 年余。

请您酌情给予治疗，千万回信。（小孩年龄 11 岁，得病时 8 岁，别无恙，就是不尿，精神好）。

另：我村有一人 43 岁，患慢性胃炎，嗳气，饮食减退，不喜饮水，大便 3 天一次，腹胀，请费心治疗。

祝您身体健康。

彭某

1977 年 4 月 22 日

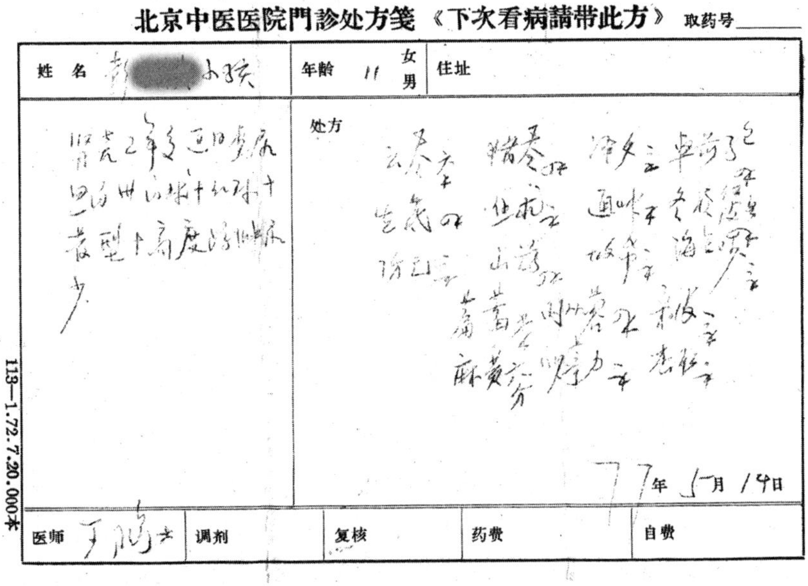
北京中医医院門診处方箋《下次看病請带此方》取药号______

姓名 [redacted]小孩	年龄 11 女 男	住址

处方

113—1.72.7.20.000本

77年5月14日

医师 王鸿士	调剂	复核	药费	自费

【现病史】肾炎2年多，近日查尿蛋白（+++），白细胞（+），红细胞（+），管型（+），高度浮肿，尿少。

【处方】

云　苓 18g	猪　苓 12g	泽　泻 9g	车前子 12g（包）
生黄芪 12g	焦　术 6g	通　草 3g	冬瓜皮仁（各）12g
萹　蓄 15g	防　己 9g	山　药 12g	海金沙 9g（包）
肉苁蓉 12g	桑　枝 9g	麻　黄 1.8g	炒葶苈 6g
杏　仁 6g			

王鸿士

1977年5月14日

【思路解析】慢性肾脏病的中医临床辨证分型大多以脾肾两虚为本，或兼水湿，或兼瘀血等。脾主运化水湿，但须有肾阳的温煦蒸化方能正常发挥作用；肾主水，司关门开合，使水液的吸收和排泄正常，但这种开合作用，又赖脾气的制约，脾肾两脏相互协作，才能共同完成水液的新陈代谢。如肾阳不足，不能温煦脾阳，可致脾阳不振或脾阳久虚，进而又损及肾阳，引起肾阳亦虚，最终导致脾肾阳虚，水液代谢功能紊乱。针对以上病因和病机，王老用前方益肾健脾，治疗慢性肾病。方中桑寄生、菟丝子、熟地、杜仲、补骨脂、枸杞益肾阳资肾阴，以补先天元阴元阳之本；山药、茯苓、猪苓、苍术健脾益气渗湿，以调养脾胃后天之本；泽泻、丹皮、川柏、灯心草利小便泻肾火，诸药共用以奏益肾健脾、利尿除湿消肿之功。

彭某小孩，高度水肿，尿少尿红，尿蛋白（+++），上皮细胞（+），白细胞（+），红细胞（+），其症状与现代医学的肾病综合征相似，属于中医学“肾水”“水肿”“虚劳”等范畴，多因脏腑气血阴阳不足，特别是肺、脾、肾功能障碍，致水液代谢紊乱，水湿泛滥肌肤，流溢四肢而成。本病以肾为本，以肺为标，以脾为制。脾之气血化生不足，肾之精气固摄无权，使大量蛋白流失而出现低蛋白血症。久病及血，久病入络，瘀水互结，湿浊蕴毒内泛，发为癃闭、关格之证。王老治疗本证常肺脾肾三脏同治，因肺主气，为水道之上源，因此王老重视肺气在本病治疗中的作用，以健脾补肾、利水消肿、益气宣肺为法，开鬼门，洁净腑，通利三焦，法“提壶揭盖”之意。方中生黄芪、焦白术、山药、肉苁蓉益气健脾补肾，调补先后天之本；云苓、猪苓、泽泻、车前子、冬瓜皮、通草、防己、海金沙、冬瓜仁、萹蓄“洁净腑”以利尿消肿；桑枝、麻黄、炒葶苈、杏仁宣发肺气，通调水道，“开鬼门”以治水之上源，诸药合用，益气健脾补肾，通利三焦。

附慢性胃炎方：

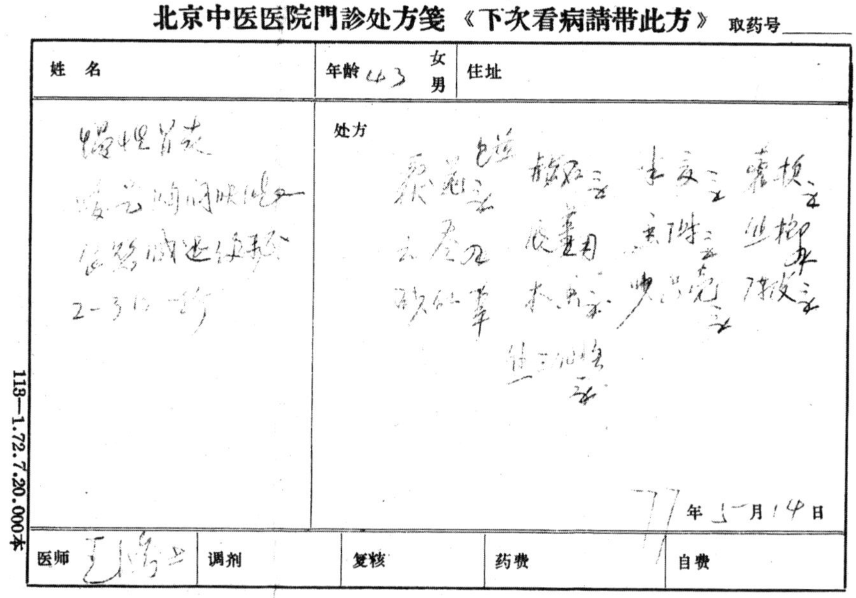
北京中医医院門診处方箋《下次看病請带此方》 取药号

姓名 年龄 43 女 男 住址

处方

77 年 5 月 14 日

医师 调剂 复核 药费 自费

118—1.72.7.20.000本

【**现病史**】嗳气，胸闷，腹胀，食欲减退，便秘，2~3日一行。

赭　石9g　　半　夏9g　　藿　梗6g　　覆　花9g（包煎）
云　苓12g　　瓜　蒌30g　　香　附9g　　焦　榔12g
砂　仁4.5g　　木　香6g　　炒枳壳9g　　陈　皮9g
焦三仙（各）9g

王鸿士

1977年5月14日

医案18

王鸿士大夫：

您好！

我于去年一月份患急性肾盂肾炎，由于治疗不及时，又加休息不好，发展为慢性肾盂肾炎。经常腰痛，腿稍见浮肿，浑身无力，原从他人处得你贵方（桑寄生8g，菟丝子8g，熟地5g，丹皮3g，杜仲4g，枸杞3g，山药4g，茯苓4g，猪苓4g，苍术2g，泽泻3g，黄柏3g，补骨脂4g，灯心草3g），此方前后共服用24付，痊愈上班工作。但今年1月份又复发，仍经常腰疼，有时腿浮肿1~3天，小便呈浓茶色，膀胱炎有时复犯，大便正常，月经从前也正常。2月4日例假3天，过后45天于3月20日又例假，但量少，有块，色深。经尿培养化验，第一次（3月12日）发现溶血性大肠杆菌（++），由于个人怀疑继做第二次（3月17日）尿培养，前后两次结果均为溶血性大肠杆菌（++）。请根据我的症状费神开一处方，我处凡服过你开的处方的患者疗效都很好，因此请您在百忙之中赐一贵方，麻烦您，谢谢您。

此致

敬礼

王某

1977年3月22日

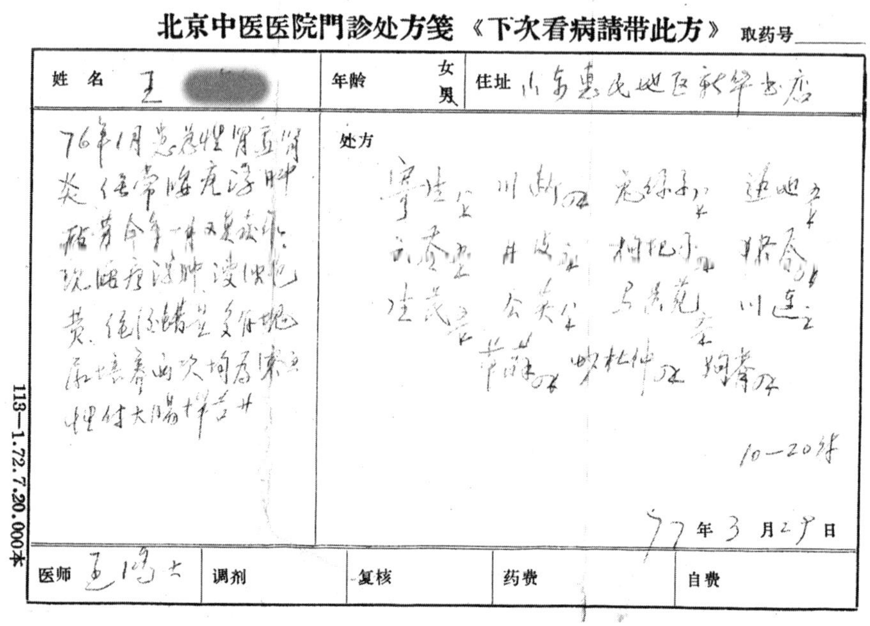
北京中医医院門診处方箋 《下次看病請带此方》 取药号

姓名 王[redacted]	年龄 女 男	住址
	处方	

77年3月29日

医师 王鸿士 | 调剂 | 复核 | 药费 | 自费

113—1.72.7.20.000本

【现病史】1976 年 1 月患急性肾盂肾炎，经常腰痛、浮肿、疲劳，今年 1 月又复发作，现腰痛浮肿，浑浊色黄，经后错，量多有块。尿培养两次均为溶血性大肠杆菌（＋＋）。

桑寄生 24g	川续断 12g	菟丝子 24g	熟　地 15g
云　苓 15g	丹　皮 9g	枸杞子 12g	猪　苓 12g
生黄芪 15g	公　英 24g	马齿苋 18g	川　连 6g
草　薢 12g	炒杜仲 12g	狗　脊 12g	

10～20 剂

王鸿士

1977 年 3 月 29 日

【思路解析】本案患者服用王老益肾健脾、利尿除湿之方近 1 个月，停药 1 年，病情复发，表现为腰痛浮肿、经期后错、量少有块、尿培养两次均为溶血性大肠杆菌阳性，本方在前方的基础上加用生黄芪 15g、蒲公英 24g、马齿苋 15g、川黄连 6g、萆薢 12g，川续断 12g、狗脊 12g。生黄芪补脾益气，与茯苓、猪苓合用，利尿消肿，标本兼治，加强调补后天脾胃之功用；川续断、狗脊以温肾阳，加强调补先天肾之功用；蒲公英、马齿苋、川黄连、萆薢合用，利尿消肿、清热除湿。本方在益肾健脾治本的基础上，加大了清热除湿、利尿消肿治标药物的作用，以达标本同治的目的。

医案19

王大夫：

您好！

我性别男，33岁，已婚，患慢性结肠炎3年，经中西医多方治疗，至今不见好转。

去年8月，读了《工人日报》登载的“辨证施治，用当通神——访北京中医研究所副所长、副教授王鸿士”的文章，您超凡的医术和医德深深地打动了我，我当时就想，倘若您老人家在百忙之中能给我处方治病，那将是我觉得欣慰和感激的事啊！

说到我的慢性结肠炎的毛病，已有3年了，它不轻不重，像一个影子跟着人，治疗不断，天天吃药，生活上也在调理，就是好不了，叫人无可奈何，给我工作和学习带来了不良影响。

1979年的春夏之交，我开始感到大便困难，燥结，后吃果导片，服中药，没见好转。七月到武医一院（协和）经乙状结肠镜检查，见“肛门瓣及肛门空充血，黏膜表面不光滑呈细砂状颗粒肉芽肿，直肠上端及乙状结肠仅轻度充血，有稀少的血管翳，未见溃疡出血点等变化。”结论是：直肠乙状结肠慢性炎症（轻）（卡他炎症+肉芽肿型）。

近2年来，病情起伏不大，主要是大便改变，变细，先干后稀，有少许黏液，未见血，1~2次/日，左下腹轻微不适，消化不良，纳一般，主要服用“补中益气丸”“六君子”等治疗。

今年二月，我在武医二院（同济）检查了肝功能、血、大小便，未发现明显异常，经纤维结肠镜检查为：“结肠段黏膜光滑，血管清晰，直肠、乙状结肠黏膜充血水肿，有少许黏液附着，未见溃疡及新生物，回盲部黏膜未见明显病变，回盲瓣呈唇型。”结论是：慢性直肠结肠（乙状结肠）炎。

在接受治疗时，西医大夫说，这种病，原来主张灌肠，现在不了，没有适当的药。建议转中医治疗，中医师的记载是这样的：大便每日1~2次，开始干结，后稀便，左下腹不适，大便有少许黏液和少许血液，面色萎黄，消瘦明显，舌质淡，苔白腻，右脉弦，左脉细。

证属：脾肾偏虚。治宜：补益脾肾。处方：

党　参 12g	黄　芪 12g	焦　术 12g	山　药 12g
当　归 12g	白　芍 12g	杜　仲 12g	续　断 12g
故　子 9g	五　味 6g	吴　萸 6g	肉　蔻 6g
乌梅丸			

服用上方 1 个月以来，我没有明显的感觉。

我身体素质一般，脾胃偏弱，原来未患过任何疾病。近几年来性格沉静忧虑。我想，大概是秉性偏弱，且起居不常，过于劳累，加之“忧思伤脾”，使我得上种不易诊治的疾病。

王大夫，您是当今名医，您老人家的医术精深高明，有许多重要的工作需要您去操劳。在您百忙之际，我一个普通青年向您求医问诊，耽误了您老宝贵的时间，在此，特向您老人家致以歉意和深深的谢意！

朱某拜上

1982 年 3 月 7 日

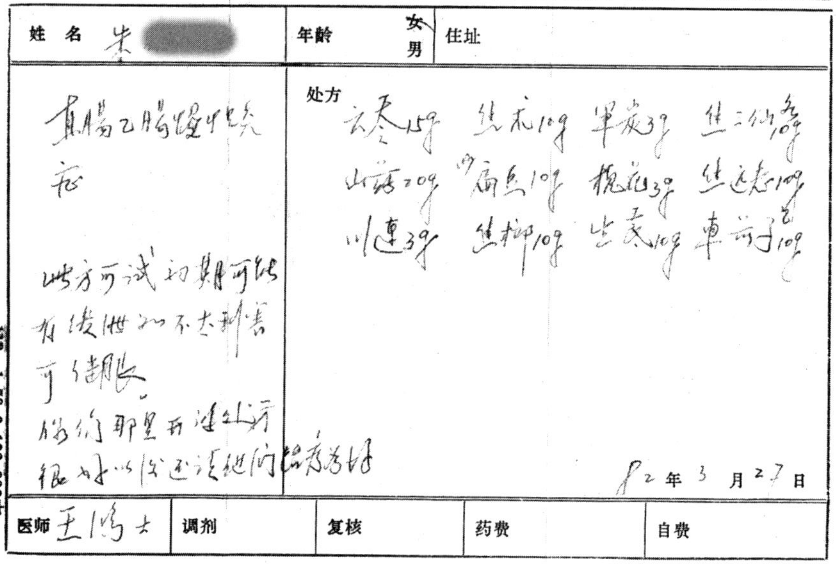
北京市中医医院门诊处方笺 《下次看病请带此方》取药号______

姓名 朱[redacted]　年龄　女 男　住址

直肠乙状结肠慢性炎症

处方

82 年 3 月 27 日

医师 王鸿士　调剂　复核　药费　自费

113—1.73.8.100.000本

【现病史】直肠、乙状结肠慢性炎症。

【处方】

云　苓15g	焦　术10g	军　炭3g	焦三仙（各）10g
山　药20g	炒扁豆10g	槐　花3g	焦远志10g
川　连3g	焦　榔10g	生黄芪10g	车前子10g（包）

嘱：此方可试初期可能有缓泄，如不大利害，可继服。你们那里开的处方很好，以后还请他们治疗为好。

王鸿士

1982年3月27日

【思路解析】慢性结肠炎是一种原因不明的，以局限于结肠的弥漫性黏膜炎症为特点的慢性疾病，多累及直肠和乙状结肠，也可遍及整个结肠，呈阶段性和弥漫性分布。临床表现为腹泻、黏液脓血便、腹痛，病情轻重不等，多呈反复发作的慢性病程。本病多属于中医学"腹痛""泄泻""痢疾""肠风""脏毒"及"肠澼"等范畴。本案患者为一年轻男性，大便习惯改变已近3年，大便先干后稀，有少许黏液，1～2次/日，左下腹轻微不适，面色萎黄，消瘦明显，舌质淡，苔白腻，右脉弦，左脉细。患者平素脾胃不足，性格沉静忧虑。情志失调，损伤脾胃，湿浊内生，蕴于大肠，阻滞气机，气机不畅，不通则痛，故腹痛；肝气乘脾，脾失健运，清浊不分，混杂而下，故成泄泻。患者证属脾虚湿困，治宜健脾益气、升清降浊、前后分消，佐以调和肝脾。方中生黄芪、云苓、焦白术、山药、炒扁豆健脾益气利湿；焦三仙、焦槟榔健脾和胃、消食调中；云苓、车前子淡渗利小便以止泻，正如朱丹溪《平治荟萃》云："治湿不利小便，非其治也。故凡泄泻之药，多用淡渗之剂利之。"又如明代医家张景岳在《景岳全书·泄泻》所云："凡泄泻之病，多由水谷不分，故以利水为上策。"这也是王老"利小便实大便"在治泄泻病中的运用；军炭、槐花、川黄连厚肠胃、止泻痢，兼有祛瘀生新之效；焦远志通肾气、开心气而宁心安神，为患者忧思伤脾而设，亦取调和肝脾之意。在本案中，王老健脾益气、消食导滞以治其本，前后分消，利小便、实大便，厚肠胃止泻痢以治其标，一方之中，蕴藏多法。

医案20

王所长：

您好！

近来工作忙吧！在您百忙之中打扰一下，由于种种原因，我患了胃病，主要症状是：饮食显著减少，吃饭不多时就恶心，食后胃下部不舒服或者疼痛。后经地区医院检查，钡餐照相结果如下：胃泡半圆形，胃是无力型，紧张力低，充盈后小弯角处迹位于髂嵴下5.5cm处，胃黏膜皱襞纤维变。未见龛影及充盈缺损征象。胃壁柔软，蠕动削弱。诊断：1. 胃下垂（中度）2. 慢性浅表性胃炎。后经治疗效果不佳。经报纸报道知王所长医术高明，特烦请王所长针对我的病症，指出治疗的最好方法和处方。见效后一定酬谢。

此致

敬礼

祝您工作顺利！

崔某

1984年9月15日

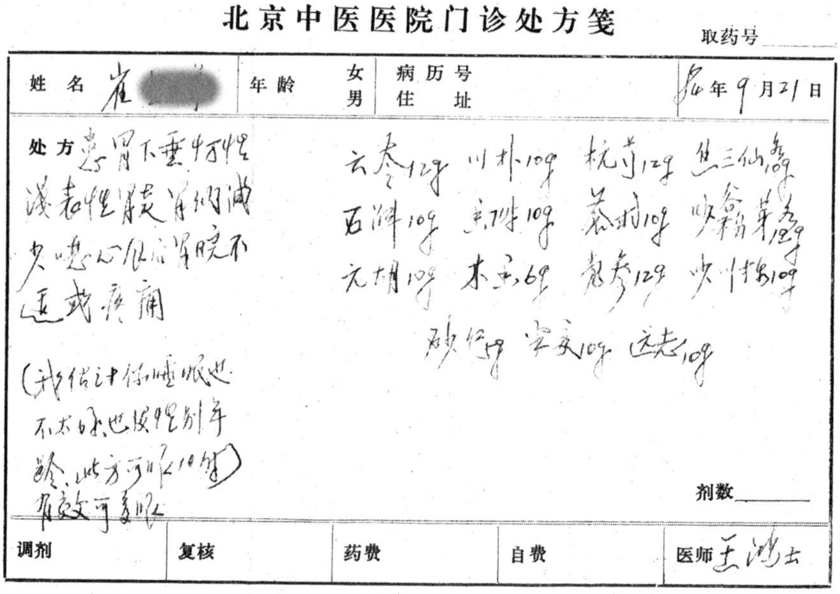
北京中医医院门诊处方笺

取药号

姓名 崔[redacted]　年龄　女 男　病历号 住址　84年9月21日

处方 患胃下垂中度性浅表性胃炎 胃纳减少 恶心 食后胃脘不适或疼痛

（我估计你睡眠也不太好 也按照你年龄 此方可服10剂 有效可多服）

云苓12g 川朴10g 杭芍12g 焦三仙各10g

百合10g 乌药10g 藿梗10g 砂蔻仁各3g

元胡10g 木香6g 党参12g 炒枳壳10g

酸枣仁10g 合欢10g 远志10g

剂数

调剂　复核　药费　自费　医师 王鸿士

【现病史】患胃下垂、慢性浅表性胃炎，胃纳减少、恶心，食后胃脘不适或疼痛。

【处方】

云　苓12g	川　朴10g	杭　芍12g	焦三仙（各）10g
石　斛10g	香　附10g	苍　术10g	炒谷稻芽（各）12g
元　胡10g	木　香6g	党　参12g	炒川楝10g
砂　仁5g	半　夏10g	远　志10g	

嘱：我估计你睡眠也不太好，也没写性别和年龄。此方可服10剂，有效可多服。

王鸿士

1984年9月21日

【思路解析】胃主受纳，脾主运化，胃气虚弱则受纳障碍，脾气虚弱则运化不健。胃气虚弱的临床表现主要为胃脘痞闷，不思饮食，或食不消化，而致大便完谷；脾气亏虚则化失司，清者不升，浊者不降。脾胃居中焦，具冲和之性，通连上下，是气机升降之枢纽。胃下垂多责之中气不足，大气托举无力。本案患者患胃下垂、慢性浅表性胃炎，胃纳减少、恶心，食后胃脘不适或疼痛，其因在中焦脾胃气虚，运化不及，气机升降逆乱，治疗当在补中益气健运脾土的基础上，条达肝木，升清降逆。方中党参、云苓、苍术、石斛补中健脾，益中焦之本；焦神曲、焦山楂、焦麦芽、炒谷芽、炒稻芽、木香、砂仁醒脾和胃、消食导滞；香附、川朴、元胡、炒川楝疏肝理气、条达肝木；半夏、杭芍升清降逆，调肝气之逆乱；胃不和则卧不安，虑其睡眠不佳，故用远志以安神定志。此为王老健脾益气、消食导滞、益中焦、调肝木治疗慢性胃病的方法。

医案21

王教授：

您好。

看到《工人日报》8月7日写的对您的专访，使我无限钦佩，无限高兴，中医能起到这么难以想象的作用，您的辨证施治达到通神之境，实在令人钦佩。

我姓张，女性，今年50岁，在1957年得过慢性肠炎，下泻年余不止，检查无菌，服药无效，后逐渐止泻，身体消瘦，1966年又得神经衰弱了，常服冬眠灵，后出现内脏全部下垂，胃已下垂到盆腔内，胆囊下垂15cm，体重只有九十斤，十多年来基本上不能坚持工作，今年做胃镜检查时，胃内呈鱼肉颜色，并伴轻度红白相间，省人民医院检查结论为胃窦黏膜慢性炎症，也叫萎缩性胃炎，西医没什么办法，叫常服胃酶合剂，增加胃酸量，后找河南中医学院一位老同学求救，他让我常服六味地黄丸、补中益气丸，也无明显效果，我也能吃饭，但长期消瘦，根本原因可能是胃下垂和萎缩性胃炎，有些医生讲此病容易癌变，我更背上思想包袱。

恳请您能在百忙中给我以指教。

如果上北京医治，你们研究所要什么手续，请告知，不胜感激。

愿您为国争光，取得更大成绩。

张某

1981年10月19日

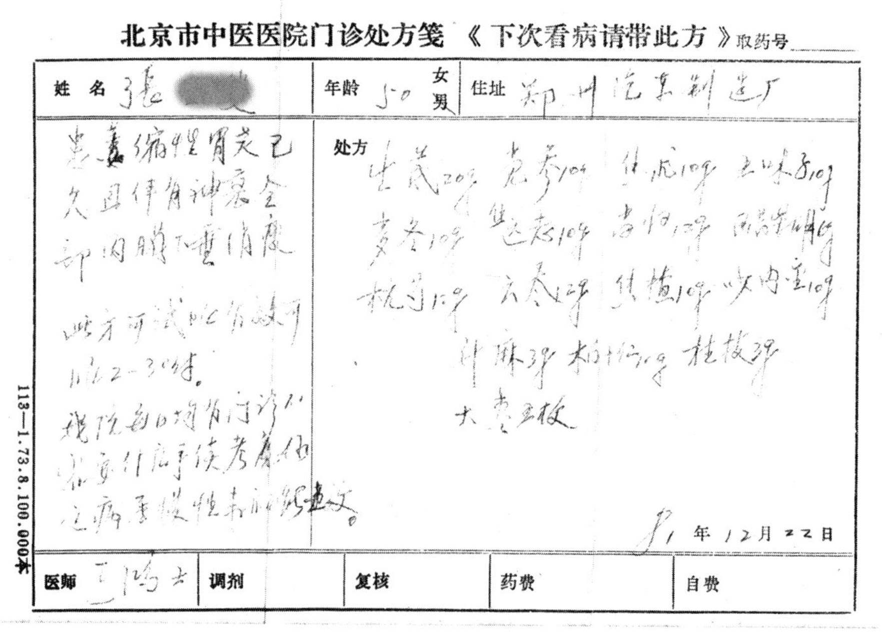

【现病史】患萎缩性胃炎已久，且伴有精神衰弱，全部内脏下垂，消瘦。

【处方】

生黄芪20g	党　参10g	焦　术10g	五味子10g
麦　冬10g	焦远志10g	当　归12g	醋柴胡6g
杭　芍12g	云　苓12g	焦　楂10g	炒内金10g
升　麻3g	柏子仁10g	桂　枝3g	大　枣5枚

嘱：此方可试服，有效可服2～30剂。

王鸿士

1981年12月22日

【思路解析】此患者亦为胃下垂病，然病因与前者不尽相同，此案患者初患腹泻，后经治疗止泻，但气随津伤，已形成脾气亏虚、气阴两虚之证，又患神经衰弱，因此王老在遣方用药上除健脾益气、升阳举陷的黄芪、党参、白术、茯苓、柴胡、升麻之外，加用了养阴益气、宁心安神的五味子、麦冬、远志、柏子仁、大枣等酸甘化阴，兼顾致病之本；而白芍、桂枝、大枣三药似取《伤寒论》中桂枝加芍药汤之意，温脾和中，缓急止痛。

医案22

王主任：

您好！

工作忙吧！前几天在综合门诊，请老先生给我的老母亲诊了脉，并开了处方，您嘱服用7～10剂再复诊。但因我们在京困难较多，故没等服完药就离京返邯，到家后，又服了15剂，共服药22剂，现母亲感觉大便干燥有所缓解，有时还能有成形软便，胃疼也有所缓解，但不能巩固，时而好几天，时而又犯。总之情况比服药前还是要好一些。上次王主任给开的处方：

川　朴10g	木　香6g	焦白术10g	香　附10g
砂　仁5g	酒黄芩10g	杭白芍12g	党　参10g
元　胡10g	云　苓12g	甘　松6g	炒川楝12g
檀　香6g	良　姜3g		

我母亲患胃疼10多年，每每饭后即疼痛加剧，冬天则疼得不能下床，痛苦异常，天暖后才有所缓解。同时喜热畏寒，不能进任何酸辣等

刺激性食物，饭后嗳气，大便数日一解，胃疼时腰部亦感麻木，但感到胃凉疼痛减轻时，腰部感觉亦有缓解。

前些天在北医三院经胃镜检查，诊断为浅表性胃炎。

今请求王主任在百忙之中能否给我母亲再调整一下方子，并劳驾您给我们寄来。我们全家都将不胜感谢。

此致

崇高的敬意

高某

1983 年 6 月 19 日

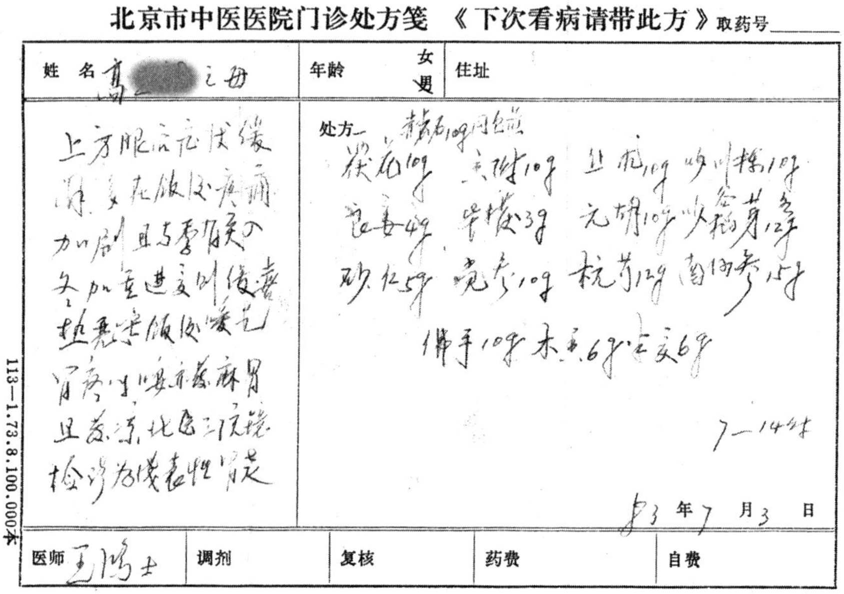

北京市中医医院门诊处方笺 《下次看病请带此方》 取药号______

姓名 高[redacted]之母	年龄 女 男	住址
上方服后症状缓解，多在饭后疼痛加剧，且与季节有关，入冬加重，进夏则缓，喜热恶寒，饭后嗳气，胃疼时腰亦发麻，胃且发凉，北医三院镜检诊为浅表性胃炎	处方： 香附10g 焦术10g 炒川楝10g 良姜4g 荜茇3g 元胡10g 炒谷稻芽各12g 砂仁5g 党参10g 杭芍12g 南沙参15g 佛手10g 木香6g 半夏6g 7—14付 83年7月3日	

医师 王鸿士	调剂	复核	药费	自费

113—1.73.8.100.000本

【**现病史**】上方服后症状缓解，多在饭后疼痛加剧，且与季节有关，入冬加重，进夏则缓，喜热恶寒，饭后嗳气，胃疼时腰亦发麻，胃且发凉。北医三院检诊为浅表性胃炎。

【**处方**】

香　附 10g	焦　术 10g	炒川楝 10g	良　姜 4g
荜　茇 3g	元　胡 10g	砂　仁 5g	炒谷稻芽（各）12g
党　参 10g	杭　芍 12g	南沙参 15g	佛　手 10g
木　香 6g	半　夏 6g		

覆花赭石（各）10g（同包煎）

7～14付

王鸿士

1983年7月3日

【思路解析】 慢性胃炎属于中医学“胃脘痛”“腹胀”“痞满”“嘈杂”等范畴，本病多与饮食不调、情志不畅有关，尤其是饮酒、过食刺激之品，会使脾胃受损，阳气郁遏不振，纳运失司，化源不足，气血阴液亏乏；或中焦运化无力，湿邪滞塞，郁而化热；或情志不舒，气机逆乱，木郁土壅，气滞血瘀而引发病。本病病位虽在脾胃，但与肝的关系十分密切，临床上多呈现虚实夹杂、寒热错杂、本虚标实的证候。王老治疗本病多采用补消兼施、寒温并用的方法，遣方用药法《临证指南医案》“不重在攻补，而在乎用苦泻热而不损胃，用辛理气而不破气，用滑润濡燥涩而不滋腻气机，用宣通而不揠苗助长”的原则，标本兼治，振奋虚弱之脾胃，条达逆乱之气机，使升降有序，从而使湿浊得化，郁热得清，诸症得除。第一方王老用党参、焦白术、云苓、良姜温补脾胃，振奋中土清阳之气；川朴、木香、元胡、炒川楝、香附疏肝理气，调达逆乱之气机；酒黄芩清中焦之湿浊痰热；甘松、砂仁、檀香理气止痛，开郁醒脾；白芍养血滋阴，与疏肝理气之品同用，一者可以制约其辛燥发散之性，再者可起调理肝脾之作用。本方体现了王老补消兼施、寒温并用、苦泻热而不损胃、辛理气而不破气的用药特点。

二方，患者以喜热畏寒、饭后嗳气、大便数日一解为主要表现，此为胃中虚寒，阳气不得温化，胃失和降所致，治疗当以降逆气、温脾胃、化痰浊为法，根据脾胃“脾宜升则健，胃宜降则和”的生理特点，王老选用旋覆花、代赭石调理脾胃的升降之机，方中旋覆花苦辛性温，下气化痰，代赭石甘寒质重，善镇冲逆，可降逆止噫、下气，助旋覆花降逆化痰而止呕噫，二者一花一石，性皆下行，相互为用而又相互制约，以顺胃气下降之性。党参、焦白术、良姜、荜茇益脾气、温脾胃；炒谷芽、稻芽、砂仁、木香、佛手醒脾和胃、行气消胀，香附、炒川楝、元胡疏肝理气止痛；胃病日久，多易致阳损及阴，使阴阳两虚，故用杭白芍、南沙参养脾胃之阴；半夏辛温燥湿化痰、降逆止呕、消痞散结、通阴阳和表里，使脾胃之气得以调和，与旋覆花、代赭石同用，调理脾胃升降之机。本方体现了王老治疗慢性胃病时调理升降、益脾胃、化痰浊的用药特点。

医案23

王鸿士教授，亲爱的所长同志：

你好！在1981年8月7日《工人日报》上看到你的模范事迹很是感动，因此想求助于你治病。但不知你忙过来否。我在祖国大西南的四川给教授同志写这封信，如蒙教授百忙中给予诊治将不胜感激。

现把病情介绍于后：我今年49岁，20多年前我还是年轻小伙子的时候，部队在三军山剿匪，因饮食不慎我患了胃病，多次检查，证实是胃窦炎、胃前壁炎，去年12月胃出血，今年3月27日做了胃大部切除术（75%，B2式结肠后）。术后11天内情况尚好，第12天感冒发热，半个月后出院，以后又住院，3个半月后，胃镜检查示：残胃炎、吻合口炎。残胃充血、水肿；吻合口边缘充血、水肿，黏膜肥厚呈结节状，尤以吻合口小弯为甚，且见有蕈状黏膜隆起，约1.2cm×2cm，现在痛得不能工作，连休息都成问题。检查医师说这病的原因是术后胆汁倒流过多。舌苔黄厚腻，口苦，脉细，大便色黑（但经检查没有出血现象，可能是服中药的原因）而且稀，好像是从肠中间挤下来的，热乎乎的。

多年来很多医生诊断，都说我的病是湿热型，不能服热性或补性药，否则要加重或犯病。我亲身体会也是如此。

特请求王教授帮助诊治，劳烦之处不胜感激。

此致

革命敬礼

胡某

1981年8月

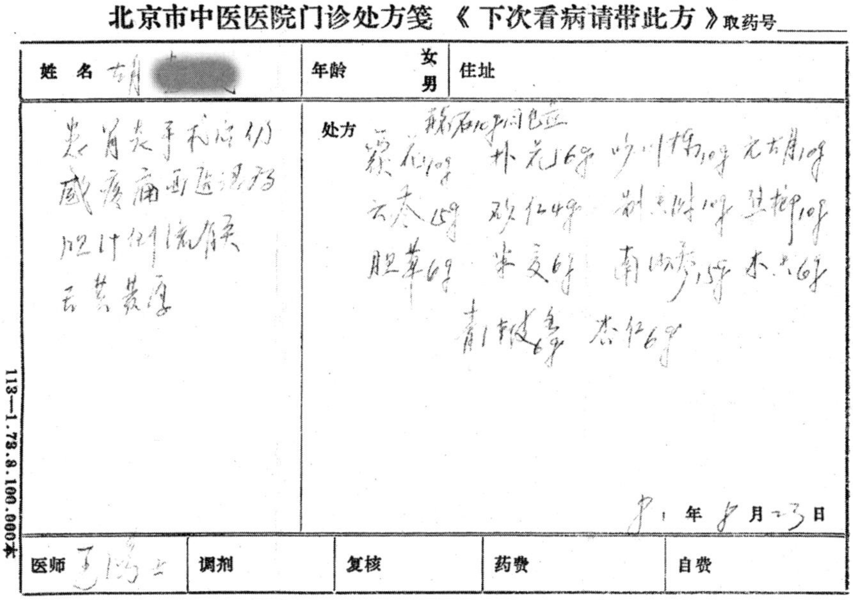
北京市中医医院门诊处方笺 《下次看病请带此方》取药号

姓名 胡[redacted] 年龄 女 男 住址

处方

年 月 日

医师 调剂 复核 药费 自费

113—1.78.8.100.000本

【现病史】患胃炎手术后仍感疼痛，西医认为与胆汁倒流有关，舌苔黄厚。

【处方】

朴　花 6g	炒川楝 10g	元　胡 10g	云　苓 15g
砂　仁 4g	制香附 10g	焦　榔 10g	胆　草 6g
半　夏 6g	南沙参 15g	木　香 6g	杏　仁 6g

青陈皮（各）6g　覆花赭石（各）10g（同包煎）

王鸿士

1981 年 8 月 23 日

【思路解析】本案患者为胃窦炎、胃前壁炎，胃出血胃大部切除术术后，胃镜检查提示：残胃炎、吻合口炎，残胃充血、水肿，吻合口边缘充血、水肿，黏膜肥厚呈结节状，尤以吻合口小弯为甚，且见有蕈状黏膜隆起。临床以胃脘痛为主要表现，口苦，大便稀，舌苔黄厚腻。此为湿热内蕴，胃失和降，胃脘气机阻滞而成，当以化痰祛湿、行气止痛、和降肺胃为治。方中旋覆花、代赭石同用，和降肺胃之气，与半夏、杏仁、云苓同用化胃中之痰浊；砂仁、木香、青陈皮醒脾和胃；炒川楝、元胡、制香附疏肝和胃、行气止痛；厚朴花、槟榔辛散苦泄、芳香化浊、理气祛湿；龙胆草清热燥湿、泻肝胆火；湿热之邪，易化火伤阴，故佐南沙参清热滋阴，且可防诸辛燥之药耗散阴津。诸药合用共奏化痰祛湿、行气止痛、和降肺胃之功。

医案24

尊敬的工鸿上副所长：

我在8月7日《工人日报》上看到了您为革命行医为病友们解除病痛的先进事迹的报道。您的这种救死扶伤的革命人道主义精神和高超的医疗技术深深地打动着我，今天我怀着急迫而惶惑的心情冒昧写这封信向您求救，请您在百忙中向我伸出援助之手。

从当天的报纸上我看到了一个患胃病40余年的老华侨经您开服几付中药后便痊愈的消息，这消息对我的吸引力是多么的大啊。我也是一个长期胃病患者。1977年底开始至今天，经西医多方面检查得不到任何症状的检验结果，只是说“胃肠神经官能症”或说是体质差的结果，而我自身的体会是消化严重不良，吃下东西以后胃肠道气鼓气胀十分难受，有时严重起来一天只能吃上四五口大米，好的话也不过八口左右，胃病把我这样一个四十岁左右的中年人弄得骨瘦如柴，少气懒言，浑身无力。我也曾先后看过十多位中医吃了数百付中药，但效果甚微，今将有代表性的处方和诊断另纸附后供您参考，恳请您于百忙之中简略回信一封。本人不胜感激。

我病的起因主要是饮食不节，加之我是个脑力劳动者，体质素来不佳，故越来越糟。

以上所求，希望请赐处方。

敬祝您老健康长寿！

左某

1981年8月10日

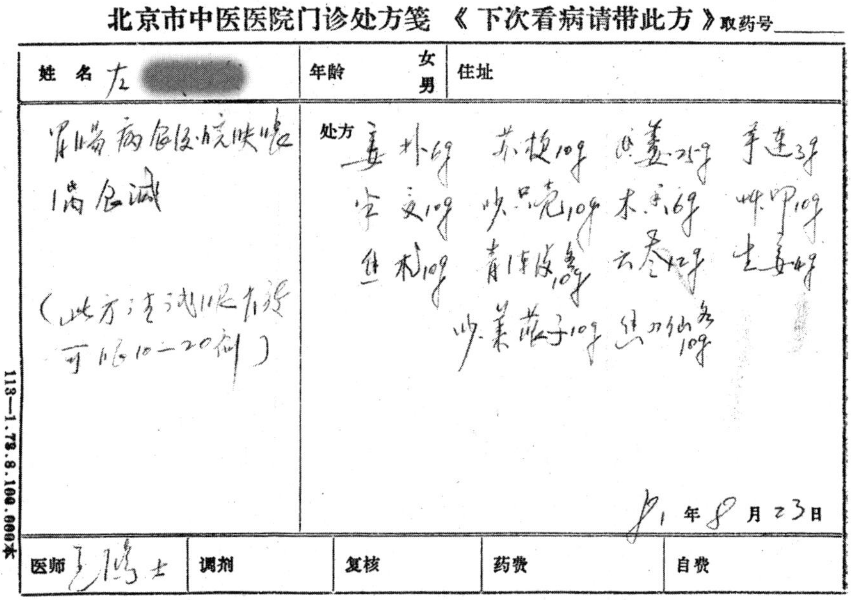

北京市中医医院门诊处方笺 《下次看病请带此方》取药号＿＿＿

姓名 左[redacted]	年龄 女 男	住址

胃肠病食后脘胀满
满食减

（此方请试服有效可服10～20剂）

处方 姜朴6g 苏梗10g 瓜蒌25g 黄连3g
半夏10g 炒枳壳10g 木香6g 草蔻10g
焦术10g 青陈皮各10g 云苓12g 生姜4g
炒莱菔子10g 焦三仙各10g

81年8月23日

医师 王鸿士	调剂	复核	药费	自费

113—1.78.8.100.000本

【现病史】胃肠病，食后脘腹胀满，食减。

【处方】

姜　朴 6g	苏　梗 10g	瓜　蒌 25g	黄　连 3g
半　夏 10g	炒枳壳 10g	木　香 6g	草　蔻 10g
焦　术 10g	云　苓 12g	生　姜 4g	青陈皮（各）10g
炒莱菔子 10g	焦三仙（各）10g		

嘱：此方请试服，有效可服 10～20 剂。

王鸿士

1981 年 8 月 23 日

【思路解析】此方乃王老为“胃肠病，食后脘腹胀满，食减”而设，观其病状及发病过程，与现代医学的功能性消化不良相似。功能性消化不良是临床常见的消化系统疾病之一，系指不能以器质性疾病解释而有持续性或反复发作性上腹部疼痛和食后饱胀、腹部胀气、嗳气、早饱、恶心等上腹部不适症状的一组症候群，目前认为胃肠道动力障碍是其主要的病理学基础，精神因素和应激因素与其发病也有密切关系，对胃肠道动力障碍起主要作用，属于中医学“痞满”“胃脘痛”等病的范畴，其病因病机多为情志不遂，肝郁气滞。肝气犯胃，胃失和降，影响脾胃运化，食滞中脘，脾胃气机不畅，不能运化水谷，聚湿为痰，痰湿不化，出现胃脘疼痛，嗳气，饱胀，肝气郁滞日久，郁而化热，热与脾胃湿浊互结，形成痰热，扰乱心神，出现抑郁、焦虑，《杂病源流犀烛》云："痞满，脾病也，本由脾气虚，及气郁不能运行，心下痞塞满，故有中气不足，不能运化而成者，有食积而成者，有痰积而成者，有湿热太甚而成者"；《医学正传》云："胃脘当心而痛，未有不由清痰食积郁于中，七情九气触于内之所致焉"说明肝郁气滞、痰热中阻是本病的基本病机，治宜疏肝解郁、清热涤痰。王老选用小陷胸汤加味治疗本病，契合本病的病因病机，小陷胸汤出自张仲景《伤寒论·辨太阳病脉证并治》："结胸病正在心下，按之则痛，脉浮滑者，小陷胸汤主之。"本方原治伤寒表证误下，邪热内陷与痰浊结于心下的小结胸证。小陷胸汤原方由半夏、黄连、瓜蒌实三味药组成。功能清热化痰、宽胸散结。方中瓜蒌实甘寒，清热涤痰散结；黄连苦寒，泻热除痞；半夏辛温，化痰散结。三药相伍润燥相得，清热化痰、散结开痞。生姜、姜厚朴、苏梗、炒枳壳理气宽胸，焦白术、云苓健脾利湿，木香、草豆蔻、青陈皮行气疏肝，炒莱菔子、焦三仙健脾消胀，诸药合用共奏清热化痰、宽胸散结、行气除痞之功。此为王老活用经方治疗脾胃疾病的例证。

医案25

尊敬的王大夫：

您好！

你一定很忙吧！望你在百忙中将我的信看完。我看了《工人日报》1981年8月7日报道，从内心感到高兴，多么想找到你啊！但是由于客观上种种原因不允许这样做，我只好用写信的办法联系你，希望得到你的治疗，我深信王大夫一定能够理解患者的心情，不会使患者感到失望。

我是一名会计，女，现年42岁。本人患胃病，病史3年，目前主要症状为成年累月胃感到不舒服，特别怕冷，其他部位不感到冷，胃脘感到冷，有时发胀，吃饭不敢吃饱。今年夏天连电风扇都不能吹或者吹电扇时必须用手把胃捂住，不能吃棒冰，热天睡觉不管天气多么热，首先得把胃盖好才行。春秋季节，饭菜略冷一些都不行，有时遇到不高兴的事，一天三餐不吃饭，感觉不到一点饿意。针对上述情况，我曾多次找过中医就诊，吃了许多中成药（附子理中丸、香砂养胃丸）和数十付中草药，却不见疗效。从今年夏天情况看，反而比去年还严重。本人除轻度慢性气管炎外，别无其他疾病。不过脾也经常感到不舒服，特别是情绪不好的情况下更是如此。另外自从有了胃病以后，经常闹肚子，每次闹肚子总是首先是胃疼，服些土霉素之类的药品之后，当胃不痛时，肚子也不闹了。3 年前我从来不懂什么是胃脾等疾病，但现在我为胃整天不舒服而经常发愁。所以本人见《工人日报》报道王大夫能给严重胃病患者治好疾病，本人抱着极大希望，渴望王大夫能给予治疗，在治疗过程中遇到困难的话，本人设法解决。总之，只要能把病治好，一定感谢不尽。最后望王大夫在百忙中给予复信，我将从发信之日起，天天盼望着王大夫好消息的到来，一切烦劳王大夫，谢谢，太谢谢了。

患者　徐某

1981 年 8 月 11 日亲笔

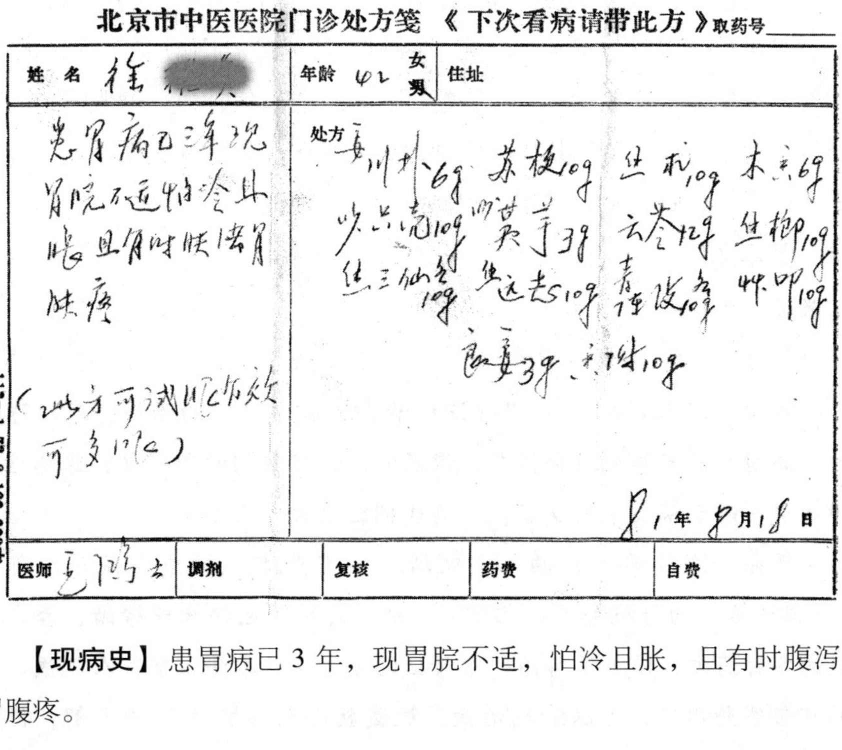

【现病史】患胃病已 3 年，现胃脘不适，怕冷且胀，且有时腹泻，胃腹疼。

【处方】

姜川朴6g　苏　梗10g　焦　术10g　木　香6g
炒枳壳10g　炒吴萸3g　云　苓12g　焦　榔10g
焦远志10g　草　蔻10g　良　姜3g　青陈皮（各）10g
香　附10g　焦三仙（各）10g

嘱：此方可试服，有效可多服。

王鸿士

1981年8月18日

【思路解析】本案患者胃病已3年，现胃脘不适，怕冷且胀，且有时腹泻，胃腹疼，本案的特点是病程较长，在上有胃脘的胀满不适，在下有腹痛腹泻，正如《素问·阴阳应象大论》云："清气在下，则生飧泄；浊气在上，则生䐜胀，此阴阳反作，病之逆从也"，䐜胀、飧泄其本皆在中焦脾胃虚弱，治疗当以健脾益气、化湿浊、疏肝气、温脾阳为法。方中焦白术、云苓、焦三仙健脾益气；姜川朴、焦槟榔、草豆蔻三药为开达膜原之达原饮的要药；槟榔辛散湿邪、化痰破结，厚朴芳香化浊、理气祛湿，草果辛香化浊、辟秽止呕、宣透伏邪，三药配伍，则能辛散燥湿，化胃脘之湿浊；良姜、香附、炒吴萸温中散寒、行气止痛；木香、炒枳壳、青陈皮行气疏肝解郁；焦远志益气补血、健脾养心；苏梗行气宽中止痛。诸药共用，健脾气，温脾阳，化湿浊，疏肝气，除䐜胀，止腹泻。此为王老逆调阴阳治疗腹胀腹泻的方法之一。

医案26

王教授：

您好！

看了《工人日报》上"辨证施治，用当通神"的专访，我深深地为您高超的医术所吸引和振奋。遗憾的是，在我们的国家里，像您这样精通中医的专家太少太少了，您离我们这里太远太远了。

现在，许多学中医的人，包括一些有些名气的中医院校，都把"辨证施治"的传统丢了。在那里，机械的用西医的物理诊断，套上现成的各种药方，便成了所谓的中西医结合。这种方法常常害人不浅。您的"苦寒药用当，可以清热治病，过量就会伤害脾胃"的见解，使我倍觉亲切。

今年元月，我在一家中医院住院时，开始他们按别的医院的诊断给我治胃病，还无明显不良反应。后来，在检查我的腹疼原因时发现我患有痉挛性结肠炎（有的说是过敏性，有的说是功能性），就转而治疗结肠炎。医生既不考虑我胃不好的实际情况，也不看当时脉象及舌苔情况，更不考虑身体的其他方面，在没有和患者见面的情况下，一个治疗结肠炎的方子就产生了。本来，我一顿饭还可以吃三四碗的，这个方子一吃，立即饭量大减。一个星期以后，我连一碗稀饭也难以下咽。我多次向医生反映这一情况，医生只给我加服鸡金片，弄得我胃里很空，但嘴里都咽不下去。当时，无论从感觉上和西医的诊断中，结肠炎都不是主要的问题。但因在进院前未发现结肠炎，医生便坚持主要是结肠炎。这样治了一个多月，治疗毫无进展，还把我的身体拖垮了。最后，我只好怀着十分失望的心情要求出院了。回想起这段经历，就更加感到，您老的那句关于“苦寒药”的话，好像就是讲的我的心里话一样，足见您对药物及看人的关系摸得是多么透彻。

写这封信，除了表达我上述的心情外，还打算谈谈自己的病情，向您老求医。

我是一个小知识分子，男，39 岁。多年来搞文字编辑工作。十年来，紧张而无规律的生活，动乱的社会给人精神上的折磨，使本来很健壮的我变得很苍老、衰弱。最近一年来已不能坚持正常工作。看到别人都在努力为四化出力，而自己却终日被疾病折磨，很是焦急和苦恼。几年来，药吃了不少，钱花了好几千元，但身体却越来越糟。一度，我对自己的病很是失望，但看了那篇报道后，我的精神又振奋起来，思前想后，才鼓起勇气给您写这封信。

我的病况及有关情况如下：右侧中上腹部持续性隐痛，右大腿外侧麻木，右腰部时有酸痛感。肝部常有闷胀等不适感。右肩部时有酸痛感。右上腹部的疼痛，正在扎腰带部位，略偏外侧，感觉表浅，有时向大腿内侧放射，但是体查时压痛并不明显，好像部位较深。疼痛在消化不良、过饱、油腻饮食、劳累、受凉等情况下加重（西医检查已除外结肠病变及阑尾炎，至今没有确诊）。手压感觉疼痛减轻，疼痛略有胀感（西医X线检查发现十二指肠有激惹现象、反蠕动。有的认为是十二指肠炎，有的认为是十二指肠游积症。胃镜发现十二指肠球后前壁及大弯处各有一个点状充血，幽门部经胆汁反流较为严重。有慢性浅表性胃炎、胃窦炎。从不泛酸水。去年以来曾有四次黑大便）。日渐消瘦，乏困，四肢无力，特别是腰膝酸软；头晕，健忘，注意力不集中，多梦，易醒，天亮前睡眠更糟；时有胸闷，心动过缓（心率50次/分）；性功能严重衰退，有阳痿、早泄，精液很少，以至无精液等情况，性交时有不射精等情况。我已有一年断绝了性生活，过去一两个月一次性生活后，彻夜不能入睡。体温很不稳定，一般口温为36.5℃。每天上午十二时，下午七时左右自觉颜面、周身发热。此时颜面发红（口温36.9℃、37℃，个别时间可达37.5℃）。两唇胀、热，舌尖有麻、热感。舌前部有烧灼等不适感。晚上这些情况都有所减轻，平素怕冷。白天小便较多，小便清长。小便结尾常有淘米水样浑浊液。平素不大喜欢饮水。大便量多、软，1日1～2次。舌体胖，周围有明显的齿印，后端黄的苔腻，有许多小红点，早起口苦。呼吸变粗，常感气不够用，需长出气或深吸气才舒服。5月以来肝功能转氨酶单项偏高（215～150U/L之间，至今仍150U/L）。西医检查还有胃下垂、慢性直肠炎、内外痔、慢性咽炎。

西医起初是发现什么病治什么病。现在，他们不管了。当地中医说法不一，多数认为肝、脾、肾都不好，但治疗无进展。

写的也许太啰嗦了，耽误了您的时间，王老，您们那里能接受我住院治疗吗？如果不能，您能为我提出一个初步的治疗方案吗？我们这里，看病的基本上等于卖药的，他不是认为你应该吃什么药，而是问你要什么药，面对我这样复杂的病情，究竟什么是主要的呢？我自己毫无办法，只好在万里之外写这封信向您求医，敬请您一定给予回信。

打搅您了，很抱歉，这也是迫不得已，敬请原谅。

患者　李某

1981年9月9日

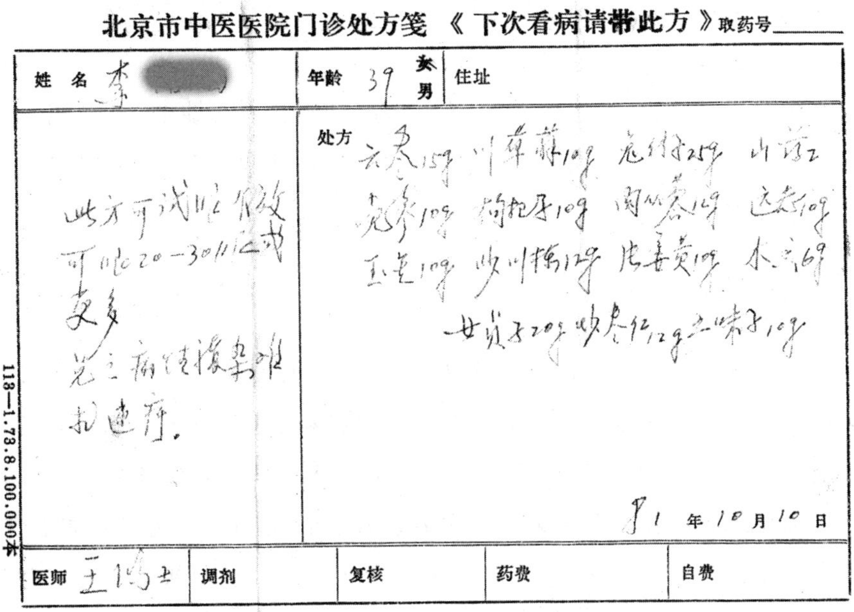
北京市中医医院门诊处方笺 《下次看病请带此方》取药号______

姓名 李[redacted]		年龄 39 性别 男	住址	
此方可试服 有效可服20—30付或更多 阅之病情较复杂 难求速愈。	处方 云苓15g 川萆薢10g 菟丝子25g 山药20g 党参10g 枸杞子10g 肉苁蓉12g 远志10g 郁金10g 炒川楝子12g 片姜黄10g 木香6g 女贞子20g 炒枣仁12g 五味子10g　81年10月10日			
医师 王鸿士	调剂	复核	药费	自费

113—1.73.8.100.000本

【处方】

云　苓 15g	川萆薢 10g	菟丝子 25g	山　药 20g
党　参 10g	枸杞子 10g	肉苁蓉 12g	远　志 10g
郁　金 10g	炒川楝子 12g	片姜黄 10g	木　香 6g
女贞子 20g	炒枣仁 12g	五味子 10g	

嘱：此方可试服，有效可服 20～30 付或更多，阅之病情较复杂，难求速愈。

王鸿士

1981 年 10 月 10 日

【思路解析】该患者所述症状较多，概括之主要有胃脘疼痛、肝区胀闷、乏力消瘦、腰膝酸软、头晕健忘、多梦易醒、小便清长、性功能减退、舌胖苔中黄厚腻等症状，当属脾肾两虚、肝胃不和证。脾为先天之本，此患者劳倦太过、起居无常，伤及脾胃，运化无权，升降转枢乏力，气机阻滞，不通则痛；脾主运化饮食，化生精微，充盈先天之肾。脾胃运化功能失职，肾乏所养，日渐衰弱，饮食不化，留滞体内而生痰湿，流注下焦，则可见尿中白浊。患者年轻时生活紧张而动荡，导致肝气郁结，横逆犯胃，亦造成气机阻滞，引起胃痛。因此，治疗上应攻补兼施，补益脾肾，同时调畅壅滞之气机，王老处方予党参、云苓、萆薢健脾利湿去浊，菟丝子、枸杞子、女贞子、肉苁蓉、山药、远志补益脾肾，郁金、炒川楝子、片姜黄、木香疏肝理气和胃，炒枣仁、五味子宁心安神，五味子又有补益五脏之气作用，全方补而不滞，治病求本。

医案27

王大夫：

你好！全家好！

在新春佳节到来的时候，您又在1月31日给患寄一方，我按方服用十几付。服第一剂就明显见到效果，腹胀和恶心大为好转。我心情十分愉快。但近来患了重感冒，恶心、烧心、腹胀、大便不畅等又反复了。又按此方服药就不见效了。现在我按县医院西医意见服用痢特灵、普鲁本辛、复方维生素C治疗胃病，最近恶心、烧心基本好转，但消化不好，小腹疼痛，有沉坠感，全腹胀，大便不畅，大便无脓血，次数不多，每日1次，舌苔白，根部稍厚。我想现在的根本问题是脾胃虚弱，胃肠有火（但又怕凉），有滞。还是得求王大夫再患寄一方，服丸药也行。

王大夫1月31日方病情摘要：现胃酸加重，烧心、恶心，腹胀，大便不畅，且有坠感。

煅瓦楞18g	豆　蔻9g	砂　仁4.5g	木　香6g
军　炭6g	生　姜3g	焦白术9g	腹皮子（各）12g
云　苓12g	马尾连3g	肉　蔻12g	焦三仙（各）9g
山　药24g	半　夏6g	藿　香6g	

我麻烦王大夫的次数太多了，感到有些过意不去，但我的工作较重，身体欠佳，问题不能解决时又只能求王大夫分神。祝您身体健康！

刘某

1976年4月4日

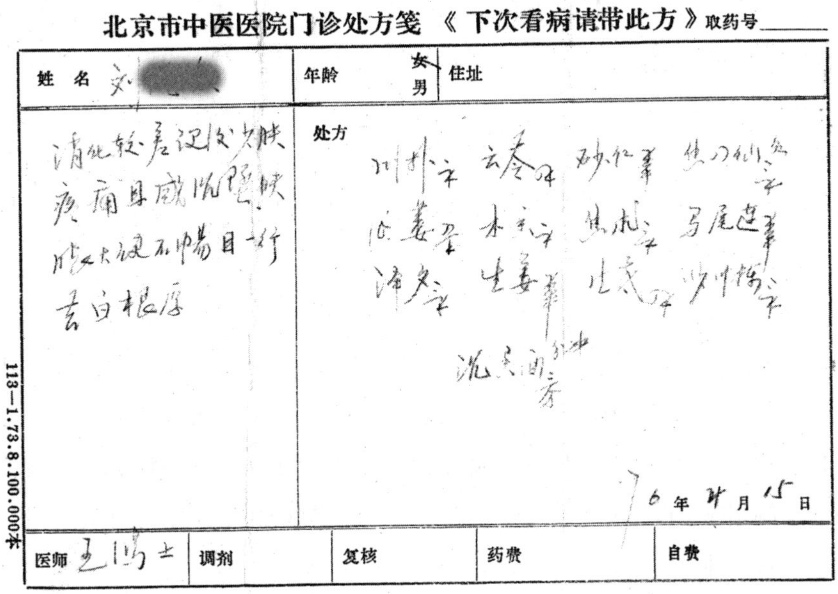

北京市中医医院门诊处方笺 《下次看病请带此方》取药号______

姓名 [redacted]	年龄 女 男	住址
	处方	

76 年 4 月 15 日

医师 王鸿士	调剂	复核	药费	自费

113—1.73.8.100.000本

【现病史】消化较差，便次少，腹疼痛且感沉坠，腹胀，大便不畅，日一行。苔白根厚。

【处方】

川　朴 6g　云　苓 12g　砂　仁 1.5g　焦三仙（各）9g

瓜　蒌 15g　木　香 6g　焦　术 9g　马尾莲 4.5g

泽　泻 9g　生　姜 4.5g　生黄芪 12g　炒川楝 9g

沉香面 0.9g（分冲）

王鸿士

1976 年 4 月 15 日

【思路解析】本案患者以胃酸、烧心、恶心、腹胀、大便不畅为主要临床表现，当属脾虚湿热较盛之“痞证”。《杂病源流犀烛》曰：“痞满，脾病也，本由脾气虚，及气郁运化，心下痞塞满”，说明脾虚是痞证产生的内在因素，当脾气虚又逢饮食不节，情志内伤，寒温不适，导致脾胃功能进一步受损，升降失司，气机疏泄失职，壅塞中焦；湿邪盘踞日久，阳气运行容易受到阻滞，产生郁积；气有余便是火，火与湿相合，即化为湿热，湿热蕴结中焦，致气机痞塞，胃失和降，则表现为胃酸、烧心、恶心、腹胀、大便不畅等症状。治疗当健脾益气、清热祛湿、疏肝和胃、调气机之升降。故在前方中，焦白术、云苓、山药、焦三仙健脾益气除湿；军炭、半夏、马尾连、生姜寒热并用、辛开苦降以清热祛湿；“风能胜湿”，故选用腹皮子、藿香疏风化湿；豆蔻、砂仁、肉蔻醒脾和胃，助脾胃之运化；煅瓦楞化痰消积、抑酸止胃痛。本方体现了王老辛开苦降、寒热并用，益脾气、升脾阳、祛湿化痰治疗脾胃疾病的用药特点。

二方时，患者烧心、恶心已不明显，消化较差，少腹疼痛且感沉坠，腹胀，大便不畅，苔白根厚，为脾虚湿盛、肝脾不和的表现，故以健脾益气除湿、疏肝和胃消胀为主要治疗方法。生黄芪、焦白术、云苓、泽泻、焦三仙健脾益气除湿；瓜蒌、马尾连宽中化痰燥湿；川朴、川楝子疏肝和胃消胀；砂仁、木香、生姜醒脾和胃。此方扶正祛邪同用，为标本兼治之方。

医案28

敬爱的王老您好：

昨天在《工人日报》8月7日第二版看到专访报道说您老多年来坚持“辨证施治，用当通神”精深高明的医术和为人民服务的工作作风对劳动人民身体健康做出的丰功伟绩和对“四化”建设做出的伟大贡献，使我感慨万千，夜不能寐，写了这封信，恳请您老在日理万机的百忙之中，救度于我。

我有一个女儿，今年27岁了，擅长画工文艺。在6年前（1975年）与同辈发生口角后发现她对周围环境恐惧不安，精神敏感多疑，易怒。这样持续了1年左右，她的师傅患癌症住院治疗，她非常悲愤（因恩师如父母，平时师徒感情很好，在他的认识中与爹娘无异），在1976年11月20日午后到医院看望她师傅时曾大哭一场。当晚回家后发现她恐惧心理增强，整夜失眠，次日敏感多疑加重，并有幻视幻嗅，言语失常，生活不能自理。区精神病防治院诊断为：妄想型精神分裂症，住院治疗，52天后病情缓解出院。在住院期间大量服用氯丙嗪，每日从100mg逐渐增加到800mg，出院后每天坚持服400mg，否则就不能入睡，如果3天不睡病情就恶化。从1976年末第一次出院后到现在，又于1977年冬、1978年12月、1981年1月住院3次（前后共4次），除了第二次住院用胰岛素与氯丙嗪合并治疗外，其余几次住院及回家休养全部服氯丙嗪治疗，现在仍是坚持服氯丙嗪才能睡眠（午后4时服400mg，7时左右才能入睡），夜间如果不慎惊醒整夜就不能再睡了。

她现在神志清醒，生活还能自理，过去的作品还能做得出来，质量、美观、色泽等工艺与病前无异，幻视幻嗅症状没有了。现在靠服药才能睡觉，恐惧心理、幻想、多疑易怒有了好转，但对待事务是朝三暮四的，因此不能上工厂劳动。

看同学同事及师兄弟都在为“四化”建设昼夜奋战，而她因病所累不能劳动，她本人很苦闷，我们当父母的更是心事重重：女儿的年龄日日增大，她的前途、她的工作、生活终身归宿将是如何？我们的年岁日日衰老晚景不长了，这样病女儿还能护养多久，如果“两眼一闭”女儿的前途将如何？这是我终生的愁肠，死难瞑目。

前后4次住院经西医治疗没解决问题，在这走投无路的情况下，恳请您老指一明路或是验方，或是医疗经验，或是其他办法能使我女儿得救重返生产第一线，为“四化”建设贡献力量，我们做父母的，死也瞑目了，倘蒙赐教，没齿难忘，感德无极矣！

李某 恳书

1981年8月16日

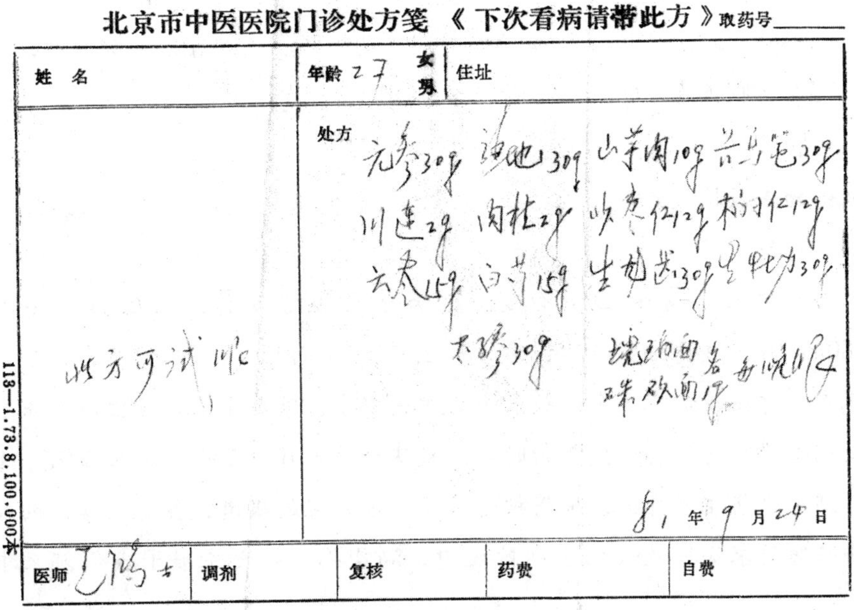
北京市中医医院门诊处方笺 《下次看病请带此方》取药号______

姓名　　年龄 27　女/男　住址

处方
元参30g 生地30g 山萸肉10g 首乌藤30g
川连2g 肉桂2g 炒枣仁12g 柏子仁12g
云苓15g 白芍15g 生龙齿30g 生牡蛎30g
太子参30g
琥珀面、朱砂面各[illegible] 每晚服

此方可试服

81年9月24日

113—1.73.8.100.000本

医师 王鸿士　调剂　复核　药费　自费

【处方】

元　参 30g	熟　地 30g	山萸肉 10g	首乌藤 30g
川　连 2g	肉　桂 2g	炒枣仁 12g	柏子仁 12g
云　苓 15g	白　芍 15g	生龙齿 30g	生牡蛎 30g
太子参 30g	琥珀面珍珠面（各）1g（每晚服）		

嘱：此方可试服。

王鸿士

1981 年 9 月 24 日

【思路解析】失眠一病，多由食饮不节、情志失常、劳逸失调或病后体虚等因素诱发，《景岳全书·不寐》中将不寐病机概括为有邪、无邪两种类型，认为其病机变化总属阳盛阴衰，阴阳失交，病位主要在心，与肝、脾、肾密切相关。该女性患者由于与人争执，又遇恩师患病打击，情绪波动，导致心神不安，心虚而神不内守，故可见敏感、多疑、易惊；久病及肾，肾阴暗耗，心肾不交，水火失于既济，君火上炎，扰动神明，导致失眠不寐，治疗上应滋阴降火、养心安神。王老处方以 30g 元参滋阴清热为君药，熟地、山茱萸、白芍滋补肝肾，正可谓“壮水之主，以制阳光”，小剂量川黄连、肉桂交通心肾，炒枣仁、柏子仁、云苓、太子参健脾益气、养心安神，首乌藤为治失眠之要药，生龙齿、生牡蛎、琥珀面、珍珠面镇静安神、潜镇心阳，使阳入于阴。上述药物共奏滋阴清热、健脾养心安神之功，使阴精内守，阳护于外，阴阳协调，则神志安宁。

医案 29

敬爱的王教授：

您好！

我爱人患高血压 6 年多，近两年来经常发作，血压高达 260/180mmHg，并伴抽搐昏迷，多方求医不效，不能工作，影响得我也不能正常工作，我们有 3 个小孩，小的才 3 岁多，家庭生活日益困难。正当我们心力难支，悲观失望的时候，我从今年 8 月 7 日的《工人日报》上看到关于您九代行医，用药神通，并有求必应的报道，备受鼓舞，因此斗胆写信求您拯救我们于荆棘之中，渴望您万忙之中准予我们前来求医，再生之恩，终生感恩不尽。我爱人病情另附。切望早示。敬祝您康健长寿，全家安泰！

陈某 敬上

1981 年 8 月 16 日

病历纪要

杨某，女，34 岁。1975 年（28 岁）第二胎妊娠期间上班中突然晕倒，发现为高血压。本县医院多方诊治后疑为肾动脉狭窄或嗜铬细胞瘤。遂往武汉医学院第一附属医院检查治疗不愈。近年来经常发作，血压高达 260/180mmHg，发病时头晕胀痛，胸区闷痛，腰部酸痛，四肢麻木或抽搐昏迷，下肢大汗出。凡遇天气变化，则闷躁、生气，噪音、走路多一点，或讲话多一点等因均可诱使突发。经武汉医学院第一附属医院心血管内科、泌尿科多次检查，有如下几点异常情况：右肾中度受损，左肾轻度受损；腹膜后充气造影：左侧肾上腺增大，左肾比右肾长 2.4cm；24 小时尿查 VM_A 五次：107、90、106、89、43mg/L；左心室肥厚；心肌受损；脑血流图示左侧波幅偏低；腹部可闻及收缩期血管杂音；腹主动脉造影（–），肾动脉造影（–）；外阴部可见一鸡蛋大小的肿块。

该院还进行过胃肠、血糖、血沉、血脂、尿常规、肝肾功能、肾内分泌造影、总胆固醇等多项检查，未见异常。该院依旧疑为嗜铬细胞瘤，拟作手术检查，因手术面大，很危险，又无把握找到，加之患者体力不支，故而未做手术探查。

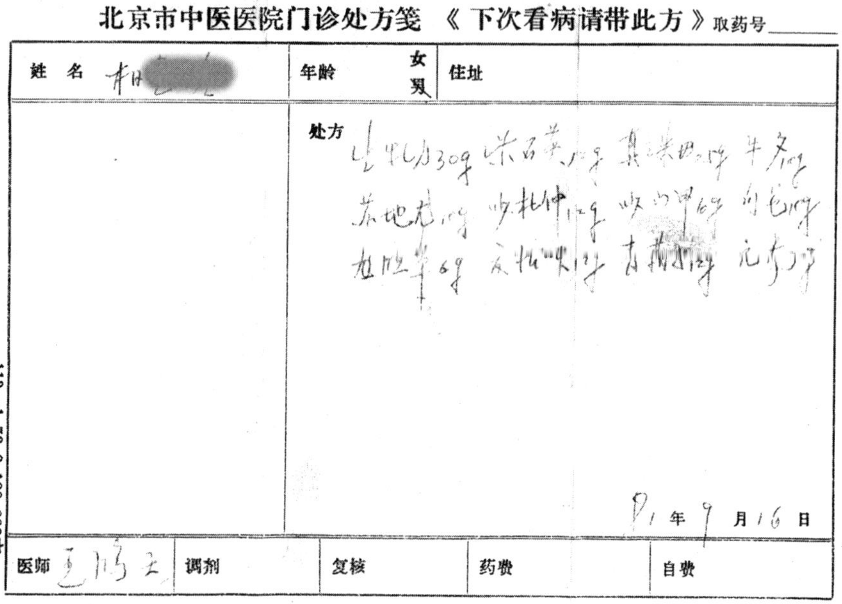
北京市中医医院门诊处方笺 《下次看病请带此方》取药号

姓名	相[redacted]	年龄	女 男	住址	

处方

81 年 9 月 16 日

113—1.73.8.100.000本

医师	调剂	复核	药费	自费

【处方】

生牡蛎 30g	紫石英 12g	珍珠母 25g	牛　膝 10g
苏地龙 10g	炒杜仲 12g	炒山甲 6g	钩　藤 10g
龙胆草 6g	夏枯草 12g	青葙子 12g	元　参 30g

王鸿士

1981 年 9 月 16 日

【思路解析】高血压一病，中医常根据其头晕等症状将其归结为“眩晕”“肝风”等论治，早在《素问·至真要大论》就提出：“诸风掉眩，皆属于肝”“精虚则眩”“肾虚则头重身摇，髓海不足则脑转耳鸣”的观点，后世医家又提出了“无痰不作眩”的观点，而对于顽固性高血压，中医认为总由脏腑阴阳气血失调所致，其病机是肝肾阴虚，肝阳上亢，引动肝风而发病，与肝、脾、肾三脏关系密切，治疗当补虚泻实，调整阴阳。该患者于妊娠期患病，此时孕妇精血下注冲任以养胎儿，易形成肝肾阴血偏虚的状态，随着孕期的延长，阴血愈虚，肾精愈亏，水不涵木，肝阳上亢，则见血压飙升，而产下胎儿后，肝肾阴虚未被纠正，阴阳失调，故仍反复发作。根据中医“急则治标”的原则，王老予生牡蛎、珍珠母、紫石英三者平肝潜阳、重镇安神；牛膝入血分，引热下行，使妄动之肝阳平复；久病入络，地龙、山甲活血化瘀、搜风剔络；钩藤、龙胆草、夏枯草、青葙子清肝泻火熄风；杜仲、元参滋补肝肾、养阴清热治本。全方共奏清肝熄风、滋阴降火之功。

医案30

敬爱的王鸿士大夫：

你好，我最近从报上看了一篇题为“辨证施治，用当通神”的关于副教授王鸿士的医术的报道，深知你医术之高超，我为我们中华民族有这样的中医而感到自豪，也为你那种为患者服务的精神所感动。我想你这样的医师，能联系得上的话，我的病一定能治好。我们之间远隔千里，也素不相识，但由于我问病心切，所以大胆写信向你求医，烦你给我诊治，我想你一定会乐意的，我也是十分感激的。

现在就把我的情况反映给你。一般中医师都认为我患肾亏。脉无力，两尺（尤其是右尺）更甚。因为在外地工作，生活无常，服药困难，这里又找不到高明的医师，诊疗效果不大，最近自己利用早、晚时间做保健按摩，好像有些作用。我的主要表现症状如下：外表看起来瘦弱无力，神气不振，自感有点“呆”，肤色泽不荣润（就是鼻头明亮），气不足，常打呵欠，稍微看书或工作就显得疲劳，每天头晕眩，耳鸣（从十多岁有此现象），目昏暗无神，眼看东西或看书不一会即感到胀而似痛非痛，视而不清楚，流泪。另外，我的眼大概是1968年起就是“眼前有飞物”（即向前看时眼前有黑色条索状物在飞舞）。当时在广州中山医院附属医院检查眼底并未发现异变，而现在倒没有当时那样严重。舌淡红而胖，舌四边有齿痕迹，舌尖正中有一裂缝，唇趋向紫黑色，牙齿时会有摇感，门齿像有微微裂痕样，齿垢黄厚（尤其是右边），口内没有津液（早晨醒来尤甚，做保健按摩后情况好些），特别是咽喉无液，口内（包括舌体、喉）像是发热一样（夏天甚），口虽渴但不想饮水，气弱懒言，说话声音低怯，疲劳时更是这样，有时说话要有意用力才行，四肢倦怠，指甲不荣不红润，脚趾甲松脆而厚，手掌心常发热，但到冬天四肢都冷如冰，腰酸（按摩后有改善），在腰部的下方与臀部的上方（即裤头带下）常酸痛，好像有风动一样，两侧都如此。大便虽不干结，但大便时间长（不知是生痔之故，还是中气不足?)。小便常见赤，特别是早上第一次小便必赤，小便有白色沉淀，或沉于底，或沉不到底，甚时像髓一样（多食肉食时如此)。这样时小便有臭味，小便失禁，无力，阳痿不举。另外，左侧睾丸积水而大，已发展到差不多妨碍行动的程度，在二睾丸之上部至毛际处有似痛非痛之感，也从这里的左侧好像有一股风向上沿腹部左边，经胸部左边直至面部。所以面部像有东西游动（左侧)，这一侧的咽也常有白色的痰（黏痰)。

以上就是我对病情的叙述，下面简述我的身世，也许对诊病有益：我自幼家境贫穷，但家庭还是支持我读书，我一面读书，一面参加家庭劳动，生活是艰苦的，但还是艰苦奋斗，1966 年我大学毕业以后就一直东奔西走在农村，尝尽世上各种生活，我直到现在四十有余而未能成家。请王大夫百忙之中，给以研究，提出医治的办法，但未知上面反映的情况是否合诊病之要求，是否需再补充情况。请王大夫给予指导，并来信示知。

此致

敬礼

林某

1981 年 8 月 29 日

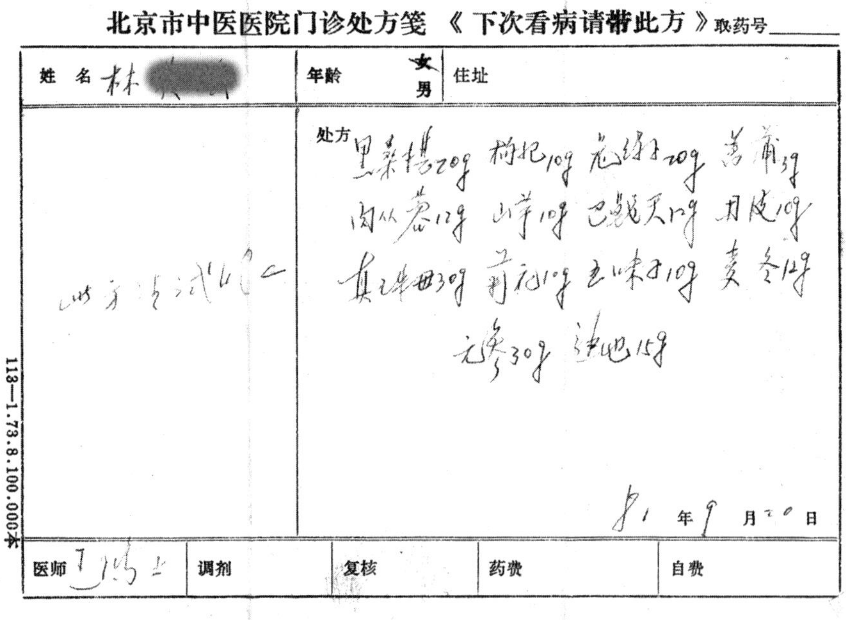

北京市中医医院门诊处方笺 《下次看病请带此方》取药号______

姓名 林[redacted]　年龄　女/男　住址

此方可试服之

处方 黑桑椹20g 枸杞10g 菟丝子20g 菖蒲5g
肉苁蓉12g 山萸10g 巴戟天12g 丹皮10g
真珠母30g 菊花10g 五味子10g 麦冬12g
元参30g 熟地15g

81 年 9 月 20 日

医师 王鸿士　调剂　复核　药费　自费

118—1.73.8.100.000本

【处方】

黑桑椹 20g	枸　杞 10g	菟丝子 20g	菖　蒲 3g
肉苁蓉 12g	山　萸 10g	巴戟天 12g	丹　皮 10g
珍珠母 30g	菊　花 10g	五味子 10g	麦　冬 12g
元　参 30g	熟　地 15g		

嘱：此方请试服。

王鸿士

1981 年 9 月 20 日

【思路解析】纵观此男性患者所描述症状：乏力气短，头晕耳鸣，视物不清，面色无泽，齿摇口干，不欲饮水，四肢不温，腰酸恶寒，大便无力，小便失禁，阳痿不举，舌淡胖边有齿痕，中有裂纹，尺脉沉。中医当以“虚劳病”论治，证属肾阴阳两虚。肾虚或由先天不足，或由后天烦劳过度，损伤五脏所致，该患者当属后者，长期从事体力及脑力劳动，损耗机体正气而积劳成疾。心脾失养，气血两伤，肾脏失去精血充养，日久导致阴阳俱虚，当治以滋阴补阳、培元固本。王老处方以黑桑椹、枸杞子、肉苁蓉、巴戟天、熟地补肾填精；菟丝子、巴戟天温补肾阳、助阳生阴，体现了《景岳全书·新法八略》中所云：“善补阳者，必于阴中求阳，则阳得阴助而生化无穷；善补阴者，必于阳中求阴，则阴得阳升而泉源不竭”；五味子、麦冬、元参为生脉饮变方，可养阴生津、补气生脉；石菖蒲开窍醒神；珍珠母、菊花清肝明目；丹皮一药似与其他药味不相协同，王老用在此处考虑可能取其入血分而善于清透阴分伏热的作用，改善手心发热、小便赤等症状，另外，与众补药同用，可使补而不滞。

医案 31

王老所长：

您好！

近来工作忙吧？身体健康吗？

素闻王老“用当通神”，医术高明，对于疑难病症的治疗颇见成效，心中十分高兴，故去信请求医治。

我是一名慢性前列腺炎患者，自从1980年11月至今几经中西医调治一直未愈。1980年11月份我发觉肛门不适，有时刺痛，有时坠痛，经检查无痔疮，大便正常，后遇上春节，连续喝酒几次后症状加重，肛门经常刺痛，有时灼痛，会阴部疼，大便干燥，小便时有白色液体，小便有时变稠，下腰部疼痛。经当地医院诊断为慢性前列腺炎。后因症状加重，服抗生素无效，服活血化瘀如丹参、红花、桃仁等药30余付无效，到北京检查，经北大医院、友谊医院、北京建工医院泌尿科肛诊，前列腺不大，中间沟存在，镜检：白细胞8～10，红细胞2～3，上皮，卵磷脂小体各少许。后又化验精液，镜检：白细胞10～15，活动度0.5，个数$0.45\times10^{9}/L$；服嗪啶酸月余无效，复方新诺啶月余无效，目前服中药23付，方剂为：

柴　胡9g	人　参6g	当　归9g	木　通6g
甘　草6g	三　棱3g	莪　术3g	瞿　麦6g
黄　芩9g	王不留行9g	川楝子12g	半　夏6g

当前的症状是：肛门疼痛，会阴疼痛，下腰部困痛，有时腰背酸痛，胃脘隐痛，当喝水稍少时，小便变黄且尿痛，尿道发痒，有时睾丸不适，性欲减退，当站立或劳累时症状加重。饮食、睡眠较好，发病至今体重未减轻。

据泌尿科同志说此病系泌尿科的常见病。患病至今经多方医治无效，每日每时经受疾病折磨，我心中十分急躁，据天津泌尿研究所介绍，此病中医中药治疗疗效很好，让我先后服中药80余付，为啥无效果呢？

王老所长，慢性前列腺炎严重影响着男同志的身体健康，我以往身体一直很结实，一直很少生病。此慢性前列腺炎确实使我饱受痛苦。我今年37岁，如此下去我如何能安心工作呢？

请求王老所长能在百忙中阅此信一下，并能利用点滴时间拟定一方给予治疗。本人感谢不尽。如有药丸请将价格说明以便汇款。据当地医院泌尿科一同志说，北京中医研究所有治此病验方与药丸不知是否属实。

据本地中医查脉，右沉有力，左关迟滞，舌质稍红。如果研究所有治此病的科研项目，本人愿自费当实验对象。

此致

敬礼

乔某

1981年8月10日

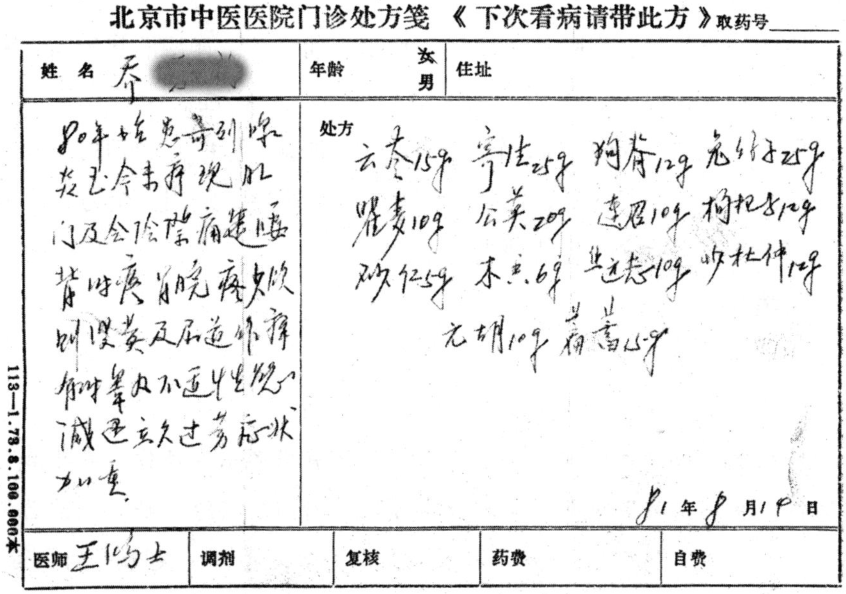

北京市中医医院门诊处方笺 《下次看病请带此方》取药号______

姓名 乔[redacted]	年龄 女 男	住址
80年始患前列腺炎至今未愈现肛门及会阴际疼痛腰背时疼胃脘疼少饮则溲黄及尿道作痒有时睾丸不适性欲减退立久过劳症状加重	处方 云苓15g 寄生25g 狗脊12g 菟丝子25g 瞿麦10g 公英20g 连翘10g 枸杞子12g 砂仁5g 木香6g 焦远志10g 炒杜仲12g 元胡10g 萹蓄15g　81年8月14日	

医师 王鸿士 | 调剂 | 复核 | 药费 | 自费

113—1.78.8.100.000本

【现病史】1980年始患前列腺炎，至今未愈，现肛门及会阴际疼痛，腰背时疼，胃脘疼，少饮则溲黄及尿道作痒，有时睾丸不适，性欲减退，久立过劳症状加重。

【处方】

云　苓15g	寄　生25g	狗　脊12g	菟丝子25g
瞿　麦10g	蒲公英20g	连　翘10g	枸杞子12g
砂　仁5g	木　香6g	焦远志10g	炒杜仲12g
元　胡10g	萹　蓄15g		

王鸿士

1981年8月14日

【思路解析】中医将慢性前列腺炎归结为“淋证”论治，其病位在膀胱与肾，多由湿热蕴结下焦，导致膀胱气化不利，日久伤及正气而见虚实夹杂。该患者由饮酒诱发，酒为湿热之品，湿热下注，气机不利，故见会阴疼痛、溲黄、尿道发痒；日久不愈，累及肾脏，故见腰酸背痛、性欲减退、久立过劳症状加重。综上所述，该患者病性为虚实夹杂，湿热未净，肾脏亏虚。治以祛邪扶正，清利湿热与补益肾脏并行。王老处方以茯苓为君药，健脾利水渗湿；桑寄生、狗脊、菟丝子、枸杞子、炒杜仲补肝肾、强腰膝；萹蓄、瞿麦、蒲公英、连翘清热解毒、利水通淋；砂仁、木香、元胡行气活血，以利气机；远志一药，在《滇南本草》中记载：“养心血，镇惊，宁心，散痰涎。疗五痫角弓反张…缩小便，治赤白浊，膏淋，滑精不禁。”在此处当作此用。全方共奏补虚泻实、邪正同治之功，使邪去正安。

医案 32

祖父：

问候您，祖母及姑姑、叔叔们好！

好几年没给您写信了，很是想念。望您有暇来家乡住住。去年我给您写信，有关我同事肾炎一病，您拟方来，用药后病除体壮，目前已有一女，现已有 9 个月了，她对您感激不尽。今又去信是关于我的问题，我已结婚十二年了，还没有生育，1975 年我去北京看您，您给我开方、诊脉，说我阴虚、肝热、气郁不舒，我按方吃药病情好转，几年来还是无效，去年（1982 年）8 月我又去津检查，结果是：输卵管不通，用中药还是不奏效，跟着我又做了输卵管通液造影，通过通液现已畅通，又做了诊断性刮宫，结果是分泌期宫内膜，据西医大夫说没问题了，可是至今又是 8 个月过去了，还是没有怀孕，目前我们忙得很，也抽不出时间来看您，只好把我现在的身体情况告诉您，望您为我想个办法，用中药调一调经血，我还是希望要个孩子，哪怕是女孩也好，我现在已经 42 岁了，还有两年时间，如果不抓紧怕是没有希望了。我的身体情况如下：情志不畅，精神抑郁，经前乳胀满，经期更甚，色黑，量少，有血块，舌尖红，舌苔白，周期有时相离 40 天左右，您看这种病是否和生育有关，是属于什么性质的病？望您来信告诉我。我爱人也已经检查，他是没问题的，只有医治我了。希望您看后拟方寄来。

祝您身体健康，全家安好！

孙女　王某

1983 年 6 月 24 日

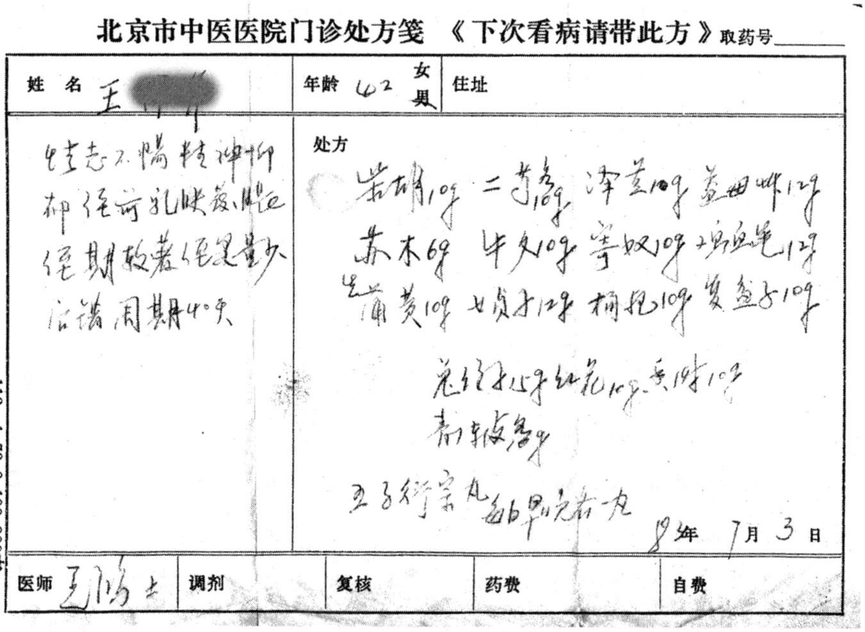

北京市中医医院门诊处方笺　《下次看病请带此方》取药号

姓名 王[redacted]	年龄 62 女	住址
情志不畅 精神抑郁 经前乳胀痛 经期较著 经黑量少 后错 周期40天	处方 柴胡10g 二芍各10g 泽兰10g 益母草12g 苏木6g 牛膝10g 寄奴10g 鸡血藤12g 生蒲黄10g 女贞子12g 枸杞10g 覆盆子10g 菟丝子15g 红花10g 香附10g 青陈皮各10g 五子衍宗丸 每日早晚各一丸 8x年 7月 3日	

113—1.73.8.100.000本

医师 王鸿士	调剂	复核	药费	自费

【现病史】情志不畅，精神抑郁，经前乳胀满，经期较著，经黑量少，后错，周期 40 天。

【处方】

柴　胡 10g	泽　兰 10g	益母草 12g	二　芍（各）10g
苏　木 6g	牛　膝 10g	寄　奴 10g	鸡血藤 12g
生蒲黄 10g	女贞子 12g	枸　杞 10g	覆盆子 10g
菟丝子 15g	红　花 10g	香　附 10g	青陈皮（各）10g

嘱：五子衍宗丸每日早晚各 1 丸。

王鸿士

1983 年 7 月 3 日

【思路解析】中医认为不孕症与肾气不足、冲任气血失调有关，又与肝、脾两脏有密切联系。此位患者情志不畅，精神抑郁，导致肝郁气滞，故可见经前乳胀、月经愆期，这是其一；气为血帅，气郁而致血瘀，故可见月经色黑、有血块，这是其二；患者42岁，已近七七，肾气不充，天癸将竭，故而见月经量少、难受孕，这是其三。综上所述，该患者证属气滞血瘀、肝郁肾亏，治当补肾疏肝、活血调经。王老方用柴胡疏肝理气；白芍养阴柔肝，赤芍凉血散瘀，王老常用、擅用二药配伍治肝疾，谨守肝脏“体阴而用阳”的生理特点；香附、青陈皮亦与柴胡配伍疏理肝气；泽兰、益母草为活血祛瘀调经要药；红花、苏木、刘寄奴、生蒲黄、活血化瘀通经；鸡血藤补血活血；女贞子、枸杞子、菟丝子、覆盆子取五子衍宗丸补肾益精之意。配合成药共奏补肾之功。全方有补肾、疏肝、理气、活血、调经之效。

医案33

尊敬的王鸿士副教授：

读了8月7日《工人日报》刊登的“辨证施治，用当通神”的报道，我激情慷慨，联想到了古之扁鹊、张仲景、华佗、孙思邈等伟大医学家，他们为当时人民解除病痛，使多少危重病患者重生，使多少家庭团圆！他们的医术留传后代，造福人类。报上报道了你的感人事迹，看了您的照片，知你是一个医德的深沉善虑和医术的精深高明，更可贵的地方是你和患者的心是相通的，患者向你不讳疾忌医是对你的信赖。你在百忙之中度过，百忙给了你无比的乐趣。你的儿子王国玮在这样的环境里陶冶医术，定会成为一个忠于人民的卫士。

苦寒知温甜，患者热爱你。如我有机会去北京，与你亲见一面多好，但是我的工作很忙，只好写信述说一下身上的病症，即使得不到你的亲治处方，能得到你的其他指导也是一种安慰和寄托。

现将我身上的真实感觉和实际情况向你和你的儿子王国玮同志述说一下：30年前，我约8岁，在村旁治涝池游水玩耍，不慎被水中树枝划伤左外侧睾丸皮，后遇天阴冷刺就肿大，几年后才就诊吃药肿消，但留下了后遗症，那就是没完没了的隐痛，是慢性疼痛。在睾丸之尾端摸到小硬核如豆大，触痛。由于过去年幼无知，没抓紧及时治疗，长大了，又因年轻害羞不愿就医，虽是接受了治疗也是没彻底，留了这个病根，常爱乱想，形成了一个无形的思想压力。由于思虑忧思过度，胸口常有一种似乎能觉察到的一种压力，十多年来肋子也是常隐痛，部位在胸最下短肋处及第五肋和第六肋中间隙处，压之痛甚，若同时在对应的背处用拳击之，则内“弹痛”。过去不能喝酒，一喝就加重，痛得难忍，医生给开了三剂柴胡疏肝散加减，服后缓解，但继服不除根。平时仍隐隐伏痛，每日在11时左右，下午4时后，好像身不由己，脑不由己，身困乏力，精神萎靡，气短懒言，曾怀疑肝和胆有问题，但是多次化验，除转氨酶有时略高，其余肝功能正常，曾二次胆囊造影，正常。诊断不清。超声检查肝胆范围杂波毛波稍多，不大正常。吃肝胆药物仍不解除隐痛。由于这些病，过去没有正确对待，思虑过多，近几年常感咽喉有异物感，曾服“半夏厚朴汤”几剂，觉心宽气畅，但继服仍不除根。去年四月以来咽部软腭突出的小肉柱子，像个门扇一样齐切似的坚硬分明，向下全是红的，布满血丝似的，不能看到舌根，喉后壁有白中带红的突起像是米球似的连在一起，不甚突出，诊断为咽炎，服六神丸、喉炎丸无效，又买上海武夷路出口的专治咽炎的“咽梅”，亦无效。咽梅上注功用：解毒消炎，清热降火，生津润喉，对风热型急慢性咽喉炎有效。最后服了6袋（约1个月）仍未见效。咽喉仍是干，润点唾液就好些，有时晚上干醒，早晨舌根和舌边有辣麻感，平时也同样，只是白天轻些。

以上病症虽不是危症，但折磨人太久了，求教于你，盼妙手使我黄色脸面换红颜，四化之途起新步。

祝你及全家幸福，紧握你的双手，就此搁笔。

张某 敬上

1981年8月9日

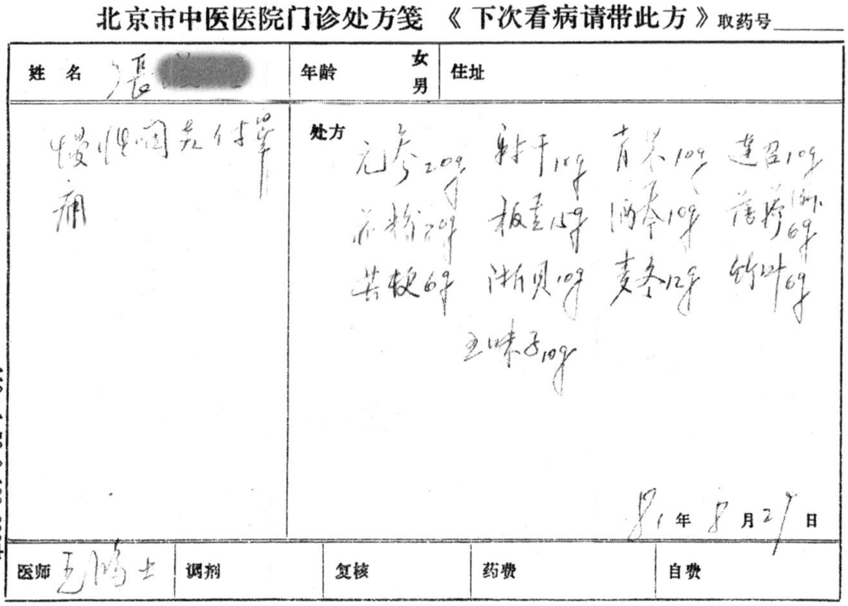
北京市中医医院门诊处方笺 《下次看病请带此方》取药号______

姓名 张[redacted]	年龄 女 男	住址

113—1.73.8.100.000本

81年8月29日

医师 王鸿士	调剂	复核	药费	自费

【现病史】慢性咽炎，附睾痛。

【处方】

元　参20g　　射　干10g　　青　果10g　　连　翘10g

天花粉20g　　板蓝根15g　　酒　芩15g　　薄　荷6g（后下）

苏　梗6g　　浙　贝10g　　麦　冬12g　　竹　叶6g

五味子10g

王鸿士

1981年8月29日

【思路解析】患者所苦疾病为慢性咽炎，中医属“慢喉痹”，其病机为脏腑阴虚，虚火上炎，上蒸咽喉，结合患者异物感、口干咽燥、口舌辣麻感明显、咽部充血等症状，本患者证属肺阴亏虚，治疗当以滋阴清火、利咽散结为治疗大法。王老以养阴清热、凉血利咽之元参为君药，射干、青果、连翘、板蓝根、薄荷清热解毒、消肿散结利咽为臣，配伍黄芩、桔梗清肺热，天花粉、麦冬、竹叶、五味子养阴生津润肺，浙贝母一方面可清热解毒、散结消痈，另一方面，“怪病多痰”，浙贝母有祛痰功效，故为所用。

医案34

王鸿士大夫：

我是四川人，苗族，女。

在1981年报刊上见到关于你的为人和医术的报道，当时我有病患在身，但没有敢求大夫。如今病又一次复发，加之我们这里是边远地区，交通不便，医疗条件差，病得不到应有的医治，只好求大夫根据我的病情给我开中药处方。万分万分万分感谢。

病情如下：1978年患胃溃疡，胃酸痛，只能吃流食，现有所好转。1981年8月突然发病，只好到千里远的地方成都诊断，诊断结果是胆囊炎，胆结石，结石较大，只有一个，现经常疼，痛得厉害时就吐苦胆水，虽然经常吃中西药，但效果不大，我想吃中药化结石。

1982年患了肠炎，先痛后腹泻，小肚子疼，腹泻轻时1天2次不干不稀，重时3到4次，黏连稀便臭味，有时整个肚子疼，现经常吃中医药，效果不大好。饮食想吃，吃下去受不了，不消化。

求求大夫救我这一命吧！我万分病痛中等待大夫出方笺。

此致

敬礼！

求者　文某

1983年8月11日

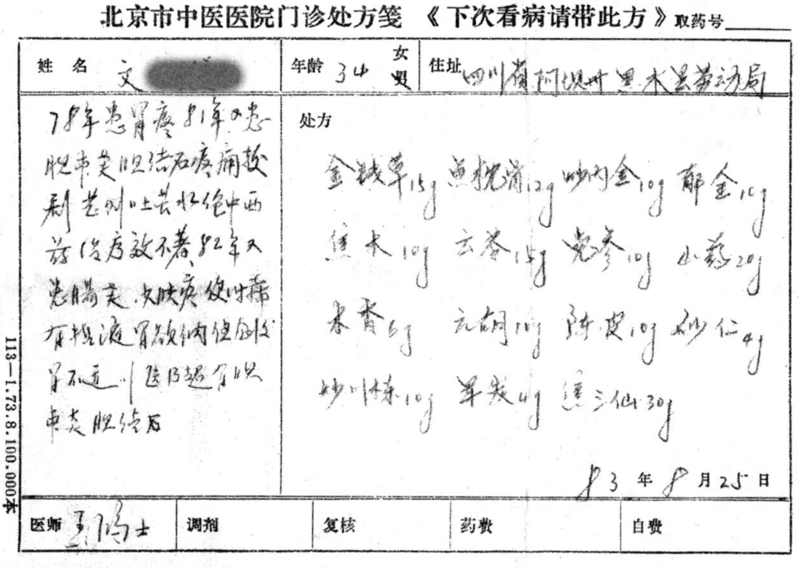
北京市中医医院门诊处方笺　《下次看病请带此方》取药号______

姓名　文[redacted]	年龄　34　女	住址　四川省阿坝州黑水县劳动局

78年患胃疡　81年又患胆囊炎胆结石疼痛较剧甚则吐苦水经中西药治疗效不著　82年又患肠炎，大便溏便时常有粘液胃纳佳但饭后不适　川医B超示胆囊炎胆结石

处方

金钱草15g　鱼枕骨12g　炒内金10g　郁金10g
焦术10g　云苓15g　党参10g　山药20g
木香6g　元胡10g　陈皮10g　砂仁4g
炒川楝10g　草蔻4g　焦三仙30g

83年8月25日

医师　王鸿士	调剂	复核	药费	自费

113—1.73.8.100.000本

【现病史】1978 年患胃疼。1981 年患胆囊炎、胆结石，疼痛较剧。重则吐苦水，经中西药治疗效不著。1982 年又患肠炎，少腹疼，便时稀，有黏液胃欲纳，但食后胃不适。川医 B 超示有胆囊炎、胆结石。

【处方】

金钱草 15g	鱼枕骨 12g	炒内金 10g	郁　金 10g
焦　术 10g	云　苓 15g	党　参 10g	山　约 20g
木　香 6g	元　胡 10g	陈　皮 10g	砂　仁 4g
炒川楝 10g	军　炭 4g	焦三仙 30g	

王鸿士

1983 年 8 月 25 日

【思路解析】胆结石属中医“胁痛”“黄疸”范畴。《黄帝内经》《金匮要略》及后世众多医著均对其有所阐述。中医学认为，胆附于肝，有经脉相互络属，肝胆互为表里；胆汁由肝之精气所化生，胆汁的化生和排泄由肝的疏泄功能控制和调节；胆为六腑之一，以通为顺。若肝失疏泄，胆汁生化失常、排泄不畅，瘀滞日久，则聚而成石。故肝和胆疏泄功能失常是胆结石的基本病机。疏肝利胆排石是治疗本病的大法。王老处方中金钱草清利湿热，现代药理学证实有排石、利胆作用；鱼枕骨能够化石；党参、山药、白术、云苓、木香、陈皮、砂仁，取香砂六君子健脾益气、调中和胃之意；焦三仙、炒内金健脾和胃消食；川楝子、郁金、元胡理气止痛；该患者同时合并痛泻、大便黏滞症状，属于湿热蕴结肠腑之证，故予军炭缓泻清利肠腑湿热，亦使邪有所出路，不仅缓解次要症状，还助群药发挥清肝利胆之功。

附　王鸿士生平

王鸿士（1919～1985），主任医师，河北省武清县人，全国名老中医，著名肝病和杂病学专家。幼承家技，攻岐黄之术，15岁即随父应诊。王鸿士一生治学严谨、勤奋刻苦，学识渊博；有较高的中医理论素养和深厚的临床实践功底；精于内科、外科、妇科、儿科等多科疑难杂症的诊疗；尤擅以辨病辨证之法，论治内科肝、胆、胃、肠等消化系统疾病，且有颇多独到见解，积累了丰富的经验。所创治疗肝胆疾病经验方，有显著疗效。不论是在患者中、在医界，还是社会当中，王鸿士都是久享盛誉的，时至今日，王鸿士已作古三十余年，仍然时有患者问询他治疗肝炎、肝硬化的经验，时有业内人士检索他的肝病治疗经验。

王鸿士一生勤奋，既重视中医经典，精研历代中医古籍、文献，又带着问题学，从临床实际出发，不断提高临床疗效，解决临床诊断治疗中的难点，以求更多、更好、更有效地解除患者之所病和患者之所苦。他推崇张仲景等古代医家先贤的治学精神和学术主张，景仰他们的丰功伟绩。及年龄稍长，他还钦佩近代京华名医萧龙友、孔伯华等众多先贤的敬业自强精神，钦佩他们曾经为当时的中医命运、前途不遗余力地奔走、奋斗，以求中医事业之生存与发展。王鸿士于1940年就学于萧龙友、孔伯华共同创办的“北平国医学院”。而实际上，在就学之前，他就已长时间学习萧、孔二老的治学方法与学术特长了，尤其是对萧老“不薄今人厚古人”，重视中医经典，功底扎实，敬业务实的儒医风范，他深有感慨并深受影响。他还深得孔老治疗温热病和现代传染病之特长的真传，验之临床，效亦卓著。1944年，王鸿士又拜前清御医瞿文楼为师，随医侍诊，开课听讲，刻苦攻读，细心揣摩。

王鸿士一生积极参与中医事业的发展工作。建国初期，就顺应政府号召，联合中医同仁，积极创办地区中医联合诊所，并主持衙门口中医联合诊所工作。1956年，北京市卫生局牵头组建北京中医医院和北京市中医研究所，王鸿士参加了该项建院、建所工作。自1956年开始，他历任北京市中医研究所副所长、北京中医医院内科副主任、主任医师、北京第二医学院教授、北京市卫生技术干部科研职称评定委员、中华全国中医学会理事和北京市分会理事、中国红十字会北京分会理事、人民卫生出版社中医图书编辑及中医书籍整理委员会委员、光明中医函授大学顾问、《北京中医》杂志顾问等职务。

王鸿士于1961年加入中国共产党。从医50余载，以治病救人为己任，德能并重，屡起沉疴，深得广大患者敬重。多次评为先进工作者，出席中央、市、区级群英会；多次获得奖励与表彰。

王鸿士长期从事临床与教学工作，积累了很多宝贵而有特色的经验，述而有作。他治学态度严谨，惜墨如金，从不轻率下笔。经认真总结整理，他发表了有关中医治疗肝炎、肝硬化腹水、胃肠病、冠心病、脑血管病等的多篇论著，分别刊登在《中医杂志》《北京医学》《北京第二医学院学报》《北京市老中医经验选编》《北京市老中医经验选编（第二集）》《中医原著选读》等书刊上。